Natürlich gesund mit der Mistel

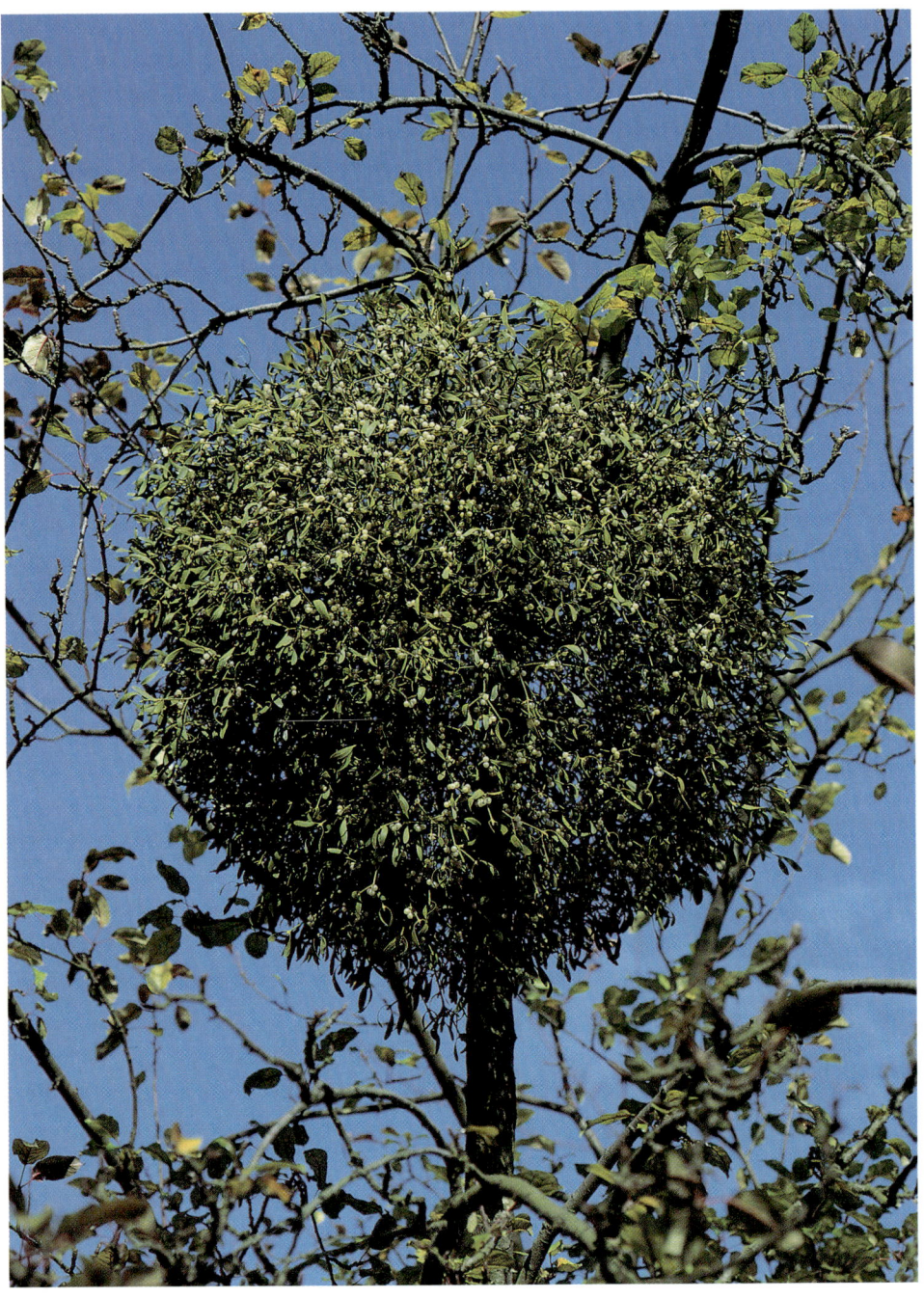

Dr. med. Hanspeter Hemgesberg/
Dytha Mund

Natürlich gesund mit der Mistel

Wiederentdeckung einer alten Heilpflanze

- Bewährte Rezepte bei Verdauungsbeschwerden und Bluthochdruck
- Säfte, Tees und Extrakte
- Gegen Nervosität, Schwindelanfälle und Schlafstörungen
- Krebstherapie und Stärkung des Immunsystems

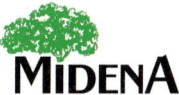

Die Autoren:
Dr. med. Hanspeter Hemgesberg leitet seit einigen Jahren sein eigenes Zentrum für Ganzheitmedizin und Gesundheitsökologie in Gmund am Tegernsee.
Dytha Mund arbeitet als freie Journalistin in Gesundheitsbereich.

Hinweis: Die Inhalte des vorliegenden Ratgebers sind sorgfältig recherchiert und erarbeitet. Dennoch kann aus rechtlichen Gründen weder von den Autoren noch vom Verlag eine Haftung oder Gewähr übernommen werden.

Die Deutsche Bibliothek – CIP-Einheitsaufnahme

Hemgesberg, Hanspeter:
Natürlich gesund mit der Mistel : Wiederentdeckung einer alten Heilpflanze / Hanspeter Hemgesberg.
– Augsburg : Midena, 1998
ISBN 3-310-00463-5

Es ist nicht gestattet, Abbildungen dieses Buches zu scannen, in PCs oder auf CDs zu speichern oder in PCs/Computern zu verändern oder einzeln oder zusammen mit anderen Bildvorlagen zu manipulieren, es sei denn mit schriftlicher Genehmigung des Verlages.

Midena Verlag, Augsburg
© 1998 Weltbild Verlag GmbH, Augsburg
Alle Rechte vorbehalten

Redaktion: Autoren & Management Dr. Andreas Pöllinger, München
Lektorat: Franz Leipold
Fotos: Archiv für Kunst und Geschichte Berlin S. 13, 14, 52;
Hans-Michael Schindler S. 7; Dr. Andreas Pöllinger S. 32;
alle übrigen: Hans Reinhard
Umschlaggestaltung: S/L Kommunikation
Umschlagfoto: Hans Reinhard
Satz: Cicero Lasersatz GmbH, Dinkelscherben
Lithos: Typework Layoutsatz & Grafik GmbH, Augsburg
Druck und Bindung: Offizin Andersen Nexö, Leipzig – ein Betrieb der INTERDRUCK Graphischer Großbetrieb GmbH

Printed in Germany

ISBN 3-310-00463-5

Inhalt

6 ■ Vorwort

11 ■ **Die Natur der Mistel: Geschichte und Botanik**
11 ■ Mythologie, Kunst und Kultur
15 ■ Namen sprechen für sich
16 ■ Pflanzenporträt
23 ■ Die Mistel und ihre Wirte
26 ■ Vom Strauch ins Pharmalabor

33 ■ **Inhaltsstoffe der Mistel und ihre Wirkung**
33 ■ Unnachahmliches Zusammenspiel
34 ■ Die Mistel als Giftpflanze
36 ■ Stützen des Organismus – die verschiedenen Wirkstoffe

46 ■ **Die Mistel in der Medizin**
50 ■ Nicht Gegner, sondern Partner der Schulmedizin
52 ■ Die Mistel in der Anthroposophie
57 ■ Die Mistel in der Homöopathie
62 ■ Die Mistel in der Spagyrik
65 ■ Die Mistel in der Phytotherapie
66 ■ Die Mistel in der Krebstherapie
77 ■ Die Mistel in der Immunologie

85 ■ **Die Mistel in der Hausapotheke**
85 ■ Ererbtes Wissen
90 ■ Anwendung und Dosierung
94 ■ Rezepte zum Selbermachen
103 ■ Nebenwirkungen und Kontraindikationen

107 ■ **Empfohlene Literatur**

110 ■ **Hilfreiche Adressen**

112 ■ **Sachregister**

Vorwort

„Alle Wiesen und Matten,
alle Berge und Hügel
sind Apotheken!"
(Paracelsus)

Seit Jahrtausenden wissen Heilkundige unterschiedlichster Kulturen um die Kräfte von Pflanzen und Kräutern. Sicher war es damals noch ein intuitives, auf Erfahrung gegründetes Wissen – die Unterscheidung einzelner Inhaltsstoffe und die Erforschung ihrer genauen Wirkweise blieb der modernen Wissenschaft überlassen. Doch bildeten die von Generation zu Generation weitergegebenen „Rezepturen" die Basis für eine fundierte biologisch-ganzheitliche Heilkunde unserer Tage.

Über Eroberungsfeldzüge, Völkerwanderungen und auch über eine missionierende Kirche vermischte sich vielfältiges Wissen um die Kunst des Heilens. Wir sammeln heute in der ganzheitlichen Naturheilkunde die Erkenntnisse aus allen klimatischen, geographischen und ethnologischen Regionen.

Hervorragende „Schulen der Heilkunst" existierten in Ägypten, Persien, China, Griechenland und dem alten Italien. Für alle Industrieländer der Neuzeit, in denen sich mit der Wende vom 19. zum 20. Jahrhundert auch die Medizin in eine „Forschungsdisziplin" wandelte, galt jedoch *Hippokrates* beziehungsweise seine Schule als der Grundstock „moderner" Medizin – womit sowohl die Schulmedizin wie auch die heute ebenfalls wissenschaftlich begründete Ganzheitsmedizin gefaßt sein soll.

Ein ganz zentraler Satz des großen Arztes, Philosophen und Naturforschers *Hippokrates* geriet allerdings zeitweise etwas in Vergessenheit: „Die Natur heilt – der Arzt kuriert!" Über gut zweitausend Jahre war dieser in der Ganzheitsmedizin neubelebte Unterschied zwischen den Möglichkeiten einer ärztlichen Behandlung („Kurierung") von Krankheitssymptomen und der grundlegenden „Heilung" des gestörten Lebenssystems Fundament aller Heilkunst. So war es für *Hippokrates* und die seinem Gedankengut folgenden Heiler Selbstverständlichkeit, daß sich die Therapie nach der Krankheit beziehungsweise ihrer individuellen Ausprägung beim einzelnen Patienten zu richten habe – starre, uniforme Behandlungskonzepte waren nach seinen Erkenntnissen oftmals ungeeignet, ja teilweise sogar kontraproduktiv für einen nachhaltigen Heilungsprozeß.

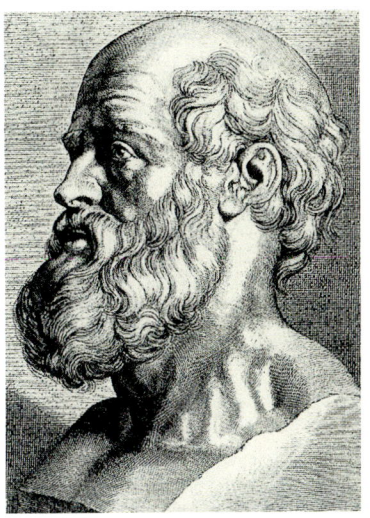

Hippokrates – der „Vater der Heilkunde"

So ist vieles grundlegende Wissen im Laufe der Jahrhunderte wiederentdeckt und natürlich auch weiterentwickelt worden. Doch auch wenn wir ehrlicherweise die Wurzeln einer biologischen und speziell pflanzenorientierten Heilkunde in den teilweise noch mit Mythologien und Götterkult umrankten Vorzeiten suchen müssen: Es ist erfreulich, daß gerade in den letzten Jahrzehnten eine Rückbesinnung stattgefunden hat. Immer mehr Menschen – Patienten wie Ärzte – vertrauen bei Vorsorge und Behandlung auf das weitgefächerte Angebot der Naturheilmittel (Biotherapeutika). Dies liegt nicht zuletzt an den Risiken, Nebenwirkungen und auch Einschränkungen bei chemisch-synthetischen Präparaten, die nach den Vorgaben schulmedizinischer Symptombekämpfung hergestellt werden.

Wichtig

Auch der unkontrollierte Griff in die „Natur-Apotheke" birgt etliche Gefahren in sich. „Die Dosis macht das Gift" – dieser Leitsatz gilt für alle Medikamente, egal welcher heilkundlichen Schule sie entstammen. Wer sich aber bei der Einnahme pflanzlicher (überhaupt biologischer) Mittel daran hält, wird von schädigenden Nebenwirkungen weitgehend verschont.

Fragt man in den Apotheken nach biologischen Präparaten, bekommt man inzwischen in der Regel einen ganzen „Heilpflanzenstrauß" genannt – die Mistel kommt dabei allerdings immer noch etwas stiefmütterlich weg. Dabei zählt sie zu den wichtigsten Pflanzen im Erfahrungsschatz der „Alten Heiler" – Anlaß genug, in diesem Ratgeber die eigentümliche Pflanze in all ihren Facetten vorzustellen.

Die Natur einer Sache oder eines Wesens ist nicht nur nach dem äußeren Schein erfaßbar. Und auch die „Wesenheit" – das Wesentliche – einer Pflanze werden wir nur begreifen, und damit letztlich auch positiv nutzen können, wenn wir sie in ihrer Gesamtheit betrachten: Dazu gehören bei einer Heilpflanze selbstverständlich die botanischen und stofflichen Eigenheiten. Aber bei der Anwendung wird deutlich, daß noch mehr mitschwingt als die pharmakologischen und medizinischen Fakten auf dem Beipackzettel eines Präparats. Wenn wir uns für eine Mistelkur entscheiden, denken wir doch alle unwillkürlich auch an die vielen Sagen und Bräuche, die sich um die Pflanze ranken. Und in der Tat sagen die alten Mythen sehr viel darüber aus, welche Kraft in einer Pflanze steckt – sind sie doch oftmals erst auf Grund der einst unerklärlichen Wirkweisen eines Krauts entstanden. Fast immer, und gerade auch bei der Mistel, findet man in der Mythologie verherrlichende, Glück und Gesundheit verheißende Geschichten, aber auch die Fratze böser Dämonen, die aus der unschuldigen Pflanze grinsen. Und ohne zu sehr ins Mystische abzurutschen, kann man wohl einfach darin die Erfahrung wiedererkennen, die die Menschen mit diesem Kraut gemacht haben.

> Die Dosis ist entscheidend, ob ein Pflanzenstoff Heilmittel oder Gift ist.

Längst wissen wir, daß es von der richtigen Dosierung abhängt, ob ein Pflanzenstoff Heilmittel oder Gift ist. Beide Erfahrungen mußten die Menschen erst machen. Und wie alles Unerklärliche, wurden natürlich auch die Kräfte der Natur ins göttliche Licht oder teuflische Dunkel gerückt, denn der Mensch brauchte „Erklärungsmuster", an denen er sich festhalten konnte. Wir sind heute noch nicht viel weiter – erst nachdem die seit Jahrhunderten als Heil(s)pflanze bekannte Mistel nun auch von der

Wissenschaft entdeckt worden ist, glauben wir an ihre heilende Wirkung.

Dieser Ratgeber will vor allem einen Einblick in die Hintergründe der ganzheitlichen Naturheilkunde und ihres sinnvollen Zusammenspiels mit der Schulmedizin geben. Damit wird erst verständlich, welche Möglichkeiten, aber auch welche Grenzen in einer **Misteltherapie** liegen. Dennoch gehört nach wie vor auch ein wenig „Intuition" dazu, um dem Ziel der Ganzheitsmedizin so nah wie möglich zu kommen: nämlich den Patienten von Grund auf, körperlich wie seelisch, zu heilen und nicht nur ein Symptom – einen Kurzschluß im System – nach dem anderen zu beheben, bis irgendwann das Flickwerk ganz zusammenbricht!

Ziel der Ganzheitsmedizin ist es, den Menschen von Grund auf zu heilen.

Und, das erfährt jeder Therapeut in seiner Praxis immer wieder, ohne Mithilfe des Patienten ist eine solche tiefgreifende Heilung oft unmöglich. Der Patient muß sich nicht nur an die Verordnungen seines Therapeuten halten, sondern er muß Vertrauen in den ihn behandelnden Menschen und seinen Weg der Heilkunde haben. So sollte man als Patient auch einen inneren Zugang zu der Arznei haben, die einen kürzer oder länger „begleiten" wird, bis der Körper wieder selbst in der Lage ist, mit Störungen fertig zu werden. Daher wird Sie dieser Ratgeber mit der Mistel in ihrer ganzen, vielschichtigen Natur vertraut machen!

Ohne Mithilfe des Patienten ist eine tiefgreifende Heilung nicht möglich.

Es ist keineswegs notwendig, das Buch gewissenhaft von Seite eins bis zum Schluß durchzuackern – jeder wird sich einen anderen Aspekt fürs erste Kennenlernen aussuchen. Vielleicht wurde Ihnen ja gerade ein Mistelpräparat empfohlen, und Sie interessieren sich für die eventuellen Nebenwirkungen und dann natürlich auch für die „Idee", auf der beispielsweise eine homöopathische oder anthroposophische Mistel-Verabreichung aufbaut. Oder Sie suchen ein sanftes nebenwirkungsarmes Rezept gegen bestimmte Beschwerden. Schließlich – auch dies mag leider für viele Leser ein Einstieg sein – gehört die Mistel zu den nach heutigem Wissen bedeutsamsten biologischen Therapeutika in der begleitenden Krebstherapie.

Hier sei aber vor allem ein Motiv angesprochen: Die Hilfe, welche die Mistel über alle physischen Erfolge hinaus bieten kann, um das Leben und sich selbst anzunehmen und immer wieder neu anzugehen – selbst mit einer Krankheit. Sie finden auf diesen Seiten auch die wissenschaftliche Erklärung, warum das in seiner speziellen Zusammensetzung einzigartige Stoffgemisch der Mistel nicht nur körperliche, sondern auch psychische Schmerzen lindern kann. Doch viel überzeugender ist im Grunde die Erfahrung, die Ärzte und Patienten während einer Misteltherapie machen: Mit der Krankheit zufrieden und sinnvoll zu leben und in letzter Konsequenz auch würdig bis zum Ende gehen – auch dabei sollte die Ganzheitsmedizin unterstützen, und in diesem Sinne ist die Mistel wirklich eine Heilpflanze.

Im Sommer 1998
Dr. Hanspeter Hemgesberg, Dytha Mund

Die Natur der Mistel: Geschichte und Botanik

KAPITEL 1

Mythologie, Kunst und Kultur

Nur über wenige Pflanzen ist in den letzten beiden Jahrtausenden soviel Widersprüchliches geschrieben worden wie über die Mistel (*Viscum album L.*). Wohl schon allein wegen ihres eigentümlichen Wachstums mag sie die Phantasie der Menschen angeregt haben. Mythen über die Mistel entstanden im hohen Norden (Edda-Sage der Germanen und keltischer Druidenkult), im Mittelmeerraum (Aeneis) und sogar in Japan (Kult der Ainu).

Für Heilkundige früherer Zeiten waren oft Gestalt, Wuchsort und Bezug zu anderen Pflanzen der Ausgangspunkt für die Anwendung einer Pflanze (Signaturenlehre). So war eventuell allein der hoch über der Erde gelegene Wuchsort der Mistel Anlaß, das Kraut gegen die Fallsucht (Epilepsie) zu verwenden. Zufall, daß die Wirkung den Gedanken oftmals bestätigte?

Das üppige, immergrüne, kurz „fruchtbare" Aussehen der Pflanze könnte Anregung gewesen sein, die Mistel als Mittel gegen Fertilitätsstörungen zu verabreichen. Und durch all die Jahrhunderte bis heute beschreibt die Erfahrungsheilkunde die Mistel denn auch als Heilpflanze bei Menstruationsstörungen und Unfruchtbarkeit. Die nicht von Tisch zu weisenden Heilerfolge hielten das Interesse an der Mistel auf jeden Fall wach und spornten schließlich die moderne Wissenschaft an, den „Gerüchten" auf den Grund zu gehen. Doch schauen wir zunächst zurück zu den mythologischen Wurzeln dieser sagenhaften (und das kann durchaus doppeldeutig ausgelegt werden) Pflanze.

> In vielen Kulturen entstanden Mythen über die geheimnisvolle Mistel.

Drei alte Quellen erzählen von der göttlichen, Glück und auch Tod bringenden Kraft der Mistel:

Der griechische Naturkundler *Theophrast* beschreibt schon im vierten vorchristlichen Jahrhundert eingehend die Mistel. *Gaius Plinius* (23/24–70 n. Chr.) bezog sich in seiner vielbändigen „Historia Naturalis" auf die Schriften des Griechen; er beschrieb sowohl die Botanik der Pflanze wie auch den Mistelkult der Kelten.

Eine amüsante Chronik dieses Kults liefern übrigens in unserer Zeit die sicherlich jedem bekannten „Asterix-Bände": In „Asterix und die Gallier" schneidet ein würdevoller Druide am sechsten Tag nach Vollmond (auch das weiß, wer *Plinius* gelesen hat) die Mistel von einer Eiche und braut aus ihr seinen Zaubertrank, der übermenschliche Kräfte verleihen soll.

Plinius notiert: „... Nichts haben die Druiden – so nennen sie ihre Priester –, was ihnen heiliger wäre als die Mistel und der Baum, auf dem sie wächst ..." – Als der „Mistel-Baum" galt in den nordischen Ländern die Eiche; der Baum war den Kelten heilig, von Gott selbst auserwählt, und das betraf auch alles, was auf ihm wuchs. In Eichenhainen vollzogen die Druiden ihre Zeremonien. *Plinius* berichtet weiter: „... Sie heißen die Mistel die „alles Heilende". In den Trank getan, soll die Mistel alle unfruchtbaren Tiere fruchtbar machen und ein Heilmittel gegen alle Gifte sein. So groß ist vielfach der fromme Glaube in unwichtigen Dingen." – Immerhin belegen die Beobachtungen des *Plinius* (seine Aufzeichnungen bilden die einzige antike Quelle zur Mistel im keltischen Druidenkult), daß auch das keltische Volk an die heilende Kraft der Mistel glaubte.

Und der Mythos wirkte fort. In Frankreich, besonders natürlich in der Bretagne, belebte man die Erinnerung an das kultische Erbe vor allem in der Romantik wieder. Nun floß die Mistel nicht nur in das Brauchtum, sondern auch in die bildenden Künste ein, wobei Kunst und Kitsch nah beieinander lagen. Doch brachte der aufgewärmte Kult der Kelten-Nachfahren die Mistel wieder vermehrt ins Gespräch – auch als Heilpflanze, als die sie etwas in Vergessenheit geraten war.

> Gaius Plinius beschrieb die Botanik der Mistel und ihre kultische Bedeutung bei den Kelten.

Die zweite lyrische Quelle über die Mistel verdanken wir dem römischen Dichter *Vergil* (= *Publius Vergilius Maro*; 70–19 v. Chr.) In seinem Heldenepos, der „Aeneis", spielt die Mistel eine sehr zentrale Rolle: Vergils Held Aeneas vermag durch das Opfer des goldenen Mistelzweiges in die Unterwelt hinabzusteigen und von dort – unversehrt, geläutert und mit tiefem Wissen bereichert – wieder zurück in die obere Welt zu finden.

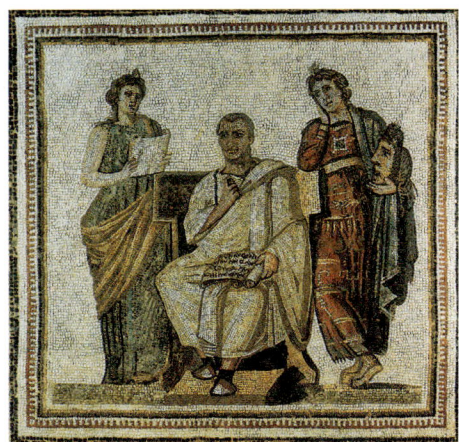

Der dritte Fundort der „mystischen Mistel" liegt in der altgermanischen Sagen- und Götterwelt. Aufstieg und Fall der Asen, wie sie die mündliche Überlieferung weitertrug, wurden im 13. Jahrhundert in der „jüngeren Edda" von dem Isländer *Snorri Sturluson* festgehalten. Auch den alten Germanen war demnach die Mistel ein ganz besonderes Kraut. In der Baldursage der Edda begegnen wir jedoch einem ganz anderen Gesicht der Mistel – hier wird sie nämlich zur tödlichen Waffe, mit deren Hilfe Loki durch die Hand Höggs Baldur tötet.

In Vergils „Aeneis" nimmt die Mistel eine zentrale Rolle ein.

Ob sich in dieser Mär tatsächlich nur die dunkle Seite der Mistel als „Giftpflanze" spiegelt oder, wie es in vielen Studien zur Edda heißt, der Tod hier nicht nur der von Altem befreiende Übergang zu neuem, besserem Leben ist, soll und kann hier nicht beantwortet werden. Doch auffällig ist wiederum die Kraft, die man dem „schwachen, jungen" Kraut einst zuschrieb. Viele Edda-Interpreten sehen in dem Motiv bereits außergermanischen, wahrscheinlich schon christlichen Ursprung: „Baldur stirbt als Lichtgott der Asen den Erlösertod!" Und dafür spräche auch, daß die Mistel später in der christlichen Mythologie als „Holz des heiligen Kreuzes" erwähnt wird. Im späten Mittelalter wurden Brustkreuze aus Mistelholz gefertigt. Damit integrierte die christliche Kirche schließlich diese gefährlich an heidnische Riten gemahnende Mistelverehrung: Die Mistel wurde nun „offiziell" neben dem Weihnachtsbaum geduldet und am Palmsonntag in einigen Gemeinden sogar unter die Palmkätz-

Im Mittelalter integrierte die christliche Kirche die heidnische Mistelverehrung.

chen gebunden und geweiht; auch als Grabschmuck wurde die Mistel nun häufig verwandt. Es blühte geradezu ein reger Handel mit Mistel-Amuletten, Paternostern aus Mistelholz und Mistel-Rosenkränzen auf.

Schließlich griff auch die Kunst die Mistel auf. Im französischen Jugendstil wurde sie zu einem beliebtem Ornament. Goldschmiede wie *René Lalique* (1869–1945) schufen wunderschöne Objekte; die Mistel schmückte um die Jahrhundertwende Glas und edles Porzellan, schmiedeeiserne Beschläge mit Mistelornamentik zierten Türen und Truhen; alle Ausprägungen der bildenden Kunst und der vom Bürgertum geschätzten Gebrauchskunst (zum Beispiel Besteck, Geschirr, Kleidung) adoptierten die Mistel.

Und natürlich hielt die Mistel auch in die englische, französische und deutsche Dichtung Einzug: *Charles Dickens, Christoph Martin Wieland, Nikolaus Lenau, Heinrich Heine* und *Annette von Droste Hülshoff*, um nur die bekanntesten zu nennen, besangen das Immergrün. *Ferdinand Freiligrath* (1810–1876) schildert das englische Weihnachtsfest so: „... Die Tanne duftet, die Stechpalme glänzt – Und vom Balkenknauf, weißbeerig sie, – lauscht die Mistel nieder, die Schelmin, die!"

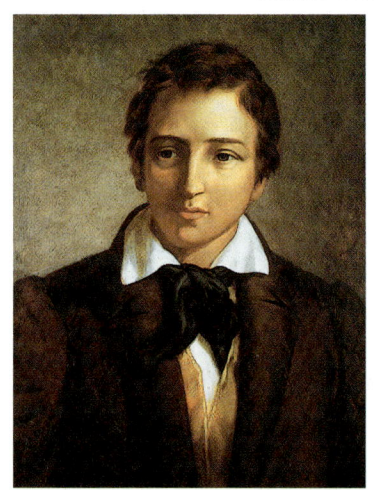

Auch in die Werke Heinrich Heines hielt die Mistel Einzug.

Wir wollen es mit diesem lyrischen Ausklang genug sein lassen und nur noch einen kurzen Abstecher in die Ecke der „Zauberkräfte" tun, die man gerade im Mittelalter der Mistel unterstellte. Zumal hierdurch nochmals deutlich wird, wie schmal der Graben zwischen „Abwehrzauber" und „Heilmittel" war. In keinem seriösen Kräuterbuch aus dem 14. bis 18. Jahrhundert fehlte die Mistel, aber auch in keinem Rezeptbuch damaliger „Wunderheiler". Und immer wieder wurde das „Allheilmittel" im Zusammenhang mit der Fallsucht gerühmt. „Gepulvert und in Wein getrunken", empfahl man das Mistelkraut, aber genauso oft „in Silber geschmiedet um den

Hals zu hängen". Im 18. Jahrhundert wurde man schon wieder etwas kritischer: *Leonhard Friedrich Hornung* schrieb in seiner Dissertation aus dem Jahre 1706, daß „eine um den Hals gehängte oder anderswo den Körper berührende Mistel wohl nicht genüge, um Epilepsie oder andere Leiden zu beseitigen". Auch er hielt dagegen durchaus etwas von der oralen Einnahme.

Namen sprechen für sich

Hier nun die bekanntesten „Volksnamen" der Mistel; auch sie verraten einiges über ihren Stellenwert in den vergangen Jahrhunderten und über die Bedeutung, welche die Mistel für die Menschen früher hatte. Die Mistel, oder besser gesagt, die vielen Vertreter dieser aus dem Rahmen fallenden Pflanze, haben diverse regional-typische Beinamen; diese verweisen bereits auf Eigenheiten, die im Verlauf dieses Buches aus botanischer, pharmakologischer und therapeutischer Sicht geschildert und erklärt werden:

- Die Bezeichnung **Laubholz** spricht dafür, daß sich die Mistel in einigen Gegenden vor allem auf Laubbäumen eingenistet hat.
- **Vogelmistel** wurde eindeutig aufgrund der für ihre Fortpflanzung bedeutsamen Vorliebe einiger Vogelarten für die Mistelbeeren aus der Taufe gehoben.
- **Wintergrün** erzählt von einer dritten Eigenart: Die Mistel gehört zu den immergrünen Pflanzen; ein Umstand, der sie natürlich zum idealen „Weihnachtsbrauch" machte.
- **Leimmistel** steht dafür ein, daß man die Beeren der Mistel früher zur Herstellung von „Vogelleim" verwandte; diese Fangweise war auf dem Land Gang und Gebe.

Regionale Bezeichnungen der Mistel

Zahlreiche volkstümliche Namen entstanden dagegen weniger aus schlüssigen botanischen Merkmalen der Mistel, sondern erinnern an all die Sagen und Mythen, die sich im Laufe der Jahrhunderte um die Pflanze rankten und die viel über die Pflanze und vor allem über die Menschen und ihren Zugang zur und Umgang mit der Natur zu verschiedenen Zeiten aussagen.

Volksnamen erinnern an Sagen und Mythen.

Wen wollte es wundern, daß ein „Kraut", das fast alle vertrauten Gesetzmäßigkeiten der Flora durchbrach und zudem bei vielen Beschwerden Linderung brachte, mit ebensoviel Argwohn wie Bewunderung betrachtet wurde; die gerade im Mittelalter „anerkannte" Ärzteschaft (gar mancher hatte es zu mehr Würden, denn Wissen gebracht, wenngleich es hervorragende Heilkundige zu allen Zeiten gab) im Verbund mit der Kirche rückte die ihnen undurchschaubare Pflanzen-Heilkunst gern in die Ecke der „bösen Magie". Und so wehrte sich denn auch das Volk gegen Unbegreifliches mit Namen wie Albranken, Bocksfutter, Donarbesen oder Donnerbesen, Drudenfuß, Hexenbesen, Teufelsklaue, verehrte jedoch auch die positive Kraft mit Bezeichnungen wie Glückszweig und Heil aller Schäden. Mistelbeeren wurden, wie auch andere heilende Kräuter zu allen Zeiten und in allen Kulturen, in Amulette gefügt, um den Träger vor bösen Geistern, Dämonen und Hexen zu schützen.

Volkstümliche Bezeichnungen der Mistel

Wer sich nicht nur für „handfeste" Erkenntnisse und „spürbaren" Nutzen der Mistel interessiert, sondern auch einen Zugang zu mystischen – heute würden wir wohl sagen psychologischen – Hintergründen einer Therapie hat oder sucht, der wird in den letzten Kapiteln dieses Ratgebers noch spannende Informationen über die Mistel finden.

Nach diesem Blick in die „Natur" der Mistel nun zu den botanischen und biochemischen Fakten, die die Mistel nicht nur zu einem bizarren Gewächs, sondern zu einer vielfältig hilfreichen Heilpflanze machen.

Pflanzenporträt
Vorkommen
Soweit die Pflanzenarchäologen das Vorkommen der Mistel zurückverfolgen konnten, war sie schon in grauer Vorzeit von Mittel- über Südeuropa bis nach Nordwestafrika sowie in West- und Nordasien bis nach Japan verbreitet.

Die Verbreitung der Mistel hängt im wesentlichen davon ab, ob sie genügend Feuchtigkeit, Licht und Wärme vorfindet. So setzen im hohen Norden und kontinentalen Osten extreme Frostperioden eine natürliche Grenze; im Süden beschränken mitunter zu geringe Niederschläge und zu starke Sonneneinstrahlung ihr Vorkommen. Auch bestimmte, noch nicht ganz geklärte Bodenfaktoren scheinen für eine schwache oder stärkere Mistelbesiedlung verantwortlich zu sein. Und schließlich ist die Mistel, wie noch zu beschreiben sein wird, auf den natürlichen Lebensraum bestimmter Vogelarten angewiesen.

Beachten Sie

Optimale Bedingungen findet die Mistel offenbar – das gilt speziell für die Weißbeerige Mistel und die seltene Unterart der Eichenmistel – in bestimmten Regionen Frankreichs vor; sie tritt hier mit größter Dichte auf, was Frankreich natürlich auch zu einem der Hauptdrogenlieferanten für die biologische Pharmaindustrie macht.

Außerdem beziehen die Hersteller standardisierter Mistelpräparate, aber auch die in der Regel von naturheilkundlich (aus-)gebildetem Personal geführten „Kräuter-Boutiquen" die Ausgangsdroge aus Italien, Jugoslawien, der Türkei, Albanien und dem Gebiet der früheren UdSSR. Da jede Pflanze, und die Mistel sowohl selbständig wie über ihren Wirtsbaum, nicht nur die wichtigen Nährstoffe aufnimmt, sondern auch die sie umgebenden Umweltgifte, wird man natürlich möglichst nicht auf Ernten aus besonders belasteten Regionen (Verkehr, Industrie) zurückgreifen; auch aus diesem Grund sind die vielfach weniger besiedelten Ostländer als Drogenlieferanten gefragt.

Im übrigen kommt die biologische Pharmaindustrie nach wie vor im wesentlichen mit dem natürlichen Vorkommen aus; kultiviert wird lediglich die sel-

Die Weißbeerige Mistel (Viscum album) *ist die in Europa häufigste Art.*

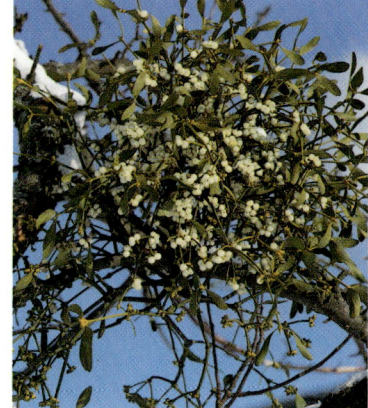

18 Die Natur der Mistel: Geschichte und Botanik

Die Mistel wird vor allem für Forschungszwecke kultiviert.

tene, jedoch für bestimmte Krebsindikationen wichtige Eichenmistel in den angesprochen französischen Wuchsgebieten. Außerdem hat das Forschungs- und Herstellungszentrum der anthroposophischen Mistelanwendung in Arlesheim eigene Kulturen angelegt, die aber selbstverständlich nicht den Bedarf decken können, sondern vor allem für die nach wie vor intensiv betriebene Erforschung der Heilpflanze interessant sind.

Eine große Familie

Wenn wir von „der Mistel" sprechen, verwenden wir, genau genommen, den Sammelnamen für eine Unzahl von verschiedenen Mistelarten: Tatsächlich kennt man heute etwa 1.200 Arten. Sie alle gehören zur Pflanzenfamilie der Mistelgewächse (Loranthaceae), die sich wiederum in etwa 40 Gattungen unterteilt. Gemeinsam ist allen Mistelarten das immergrüne Laub; bis auf wenige Ausnahmen sind es sogenannte Halbparasiten oder auch Halbsträucher, die sich mit Hilfe von Saugsträngen und Senkern im Geäst der Wirtsbäume und Wirtssträucher ansiedeln.

Die Zwergmistel (Arceuthobium oxycedri) ist für die Heilkunde ohne Bedeutung.

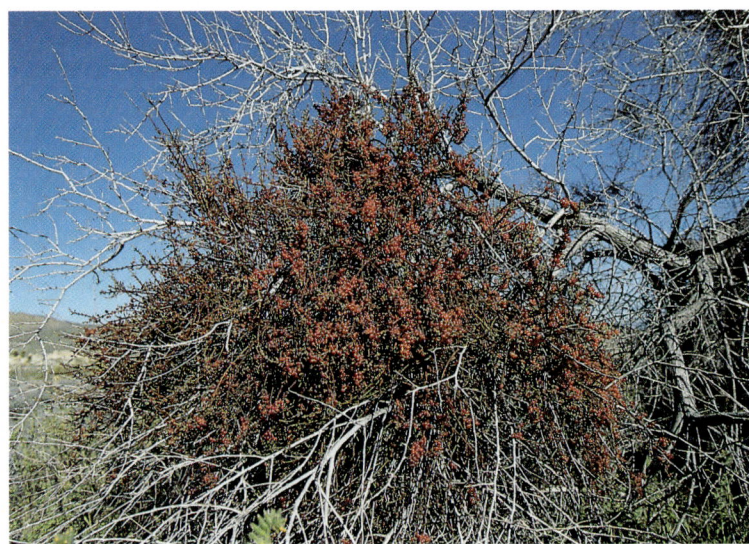

Wichtig

> Bei uns in Europa kommen vier Arten vor: Die gelbbeerige Riemenmistel (*Loranthus europaeus*); auch sie besitzt Heilwirkung und ist eng verwandt mit der – für die Krebstherapie ausschließlich verarbeiteten – weißbeerigen Mistel (*Viscum album L.*). Keine Rolle in der Heilkunde spielen die Rotbeerige Mistel (*Viscum crutiatum*) und die Zwergmistel (*Arceuthobium oxycedri*).

Vieles, was im folgenden behandelt wird, gilt für die gesamte Artenvielfalt der Misteln. Doch ein medizinischer Ratgeber hat natürlich vor allem die **Weißbeerige Mistel** (*Viscum album L.*) und ihre **heilenden Pflanzenstoffe** zum Thema. Auch die überlieferten Anwendungen „historischer" Heilkunde dürften sich fast ausschließlich auf *Viscum album L.* beziehen. So wurde die weißbeerige Mistel wie wenige Heilpflanzen von der Erfahrungsmedizin geschätzt und inzwischen auch von der wissenschaftlich untermauerten biologischen Naturheilkunde erforscht – und gibt doch immer noch Rätsel auf ...

Als geheimnisvoller Außenseiter verhält sich die Mistel (wir ersparen uns im weiteren den spezifischen Beinamen) schon in ihrem rein pflanzlichen Dasein: Sie ist eines der ganz seltenen Gewächse unserer Breiten, das nicht aus der Erde hervorwächst, sondern seine Existenz Bäumen und Sträuchern „abschmarotzt". Sie führt sozusagen ein Leben zwischen Himmel und Erde, und dieser „schwebende" Zustand bringt einige Besonderheiten hervor.

Doch zunächst zum Expertenstreit: **Parasit oder Halbparasit**? Die erste Einschätzung wird damit untermauert, daß die Mistel aus der Wirtspflanze neben anorganischen Nährstoffen und Wasser auch organische Nährsubstanzen aufnimmt. Die Vertreter der Halbschmarotzer-Version, und in der gängigen Literatur wird überwiegend sie genannt, widersprechen der Entnahme organischer Substanzen über die Wurzeln – die sogenannten Senker – der Mistel.

> Ob die Mistel ein Parasit oder Halbparasit ist oder mit Ihrem Wirtsbaum in Symbiose lebt, ist noch nicht endgültig geklärt.

Nach einer dritten, ebenfalls wissenschaftlich begründeten Einschätzung ist die Mistel weder Halb- noch Vollschmarotzer. Vielmehr bestehe zwischen „Gastpflanze" und Wirt eine echte Symbiose, also eine Lebensgemeinschaft, von der beide Seiten profitierten. Die Mistel würde nach dieser Beurteilung dem Baum also nicht nur Nährstoffe entziehen, sondern ihm im Gegenzug als immergrüne Pflanze auch assimilierte Substanzen und Nährstoffe abgeben.

Zu welcher Meinung man auch tendieren mag, Fakt ist allemal, daß zwischen der Mistel und der jeweiligen Wirtspflanze eine tiefgreifende Abhängigkeit besteht. Mehrere Mistelbüsche auf einem Baum können diesen zugrunde richten; andererseits ist es auch das Ende der Mistel, wenn, aus welchen Gründen auch immer, ihr Wirt abstirbt.

Beachten Sie

> Die Mistel benötigt stets eine Wirtspflanze zur eigenen Existenz. Mistelsamen werden in der Erde oder im Wasser niemals zur Keimung kommen.

Fortpflanzung und Entwicklung

Der Mistelsamen wird durch bestimmte Vogelarten verbreitet.

Die Fortpflanzung der Mistel ist eine weitere Besonderheit: Nicht Insekten oder der Wind übertragen die Samen der Mistel, sondern „Mistelfresser"! Speziell die Mönchsgrasmücke, die Misteldrossel und der Seidenschwanz haben sich die fleischigen Beeren der Mistel als Hauptnahrungsmittel erkoren. Der Samen der Mistel ist jedoch für die Vögel unverdaulich und wird daher unversehrt wieder ausgeschieden. Der „klebrige" Samenauswurf haftet hervorragend auf dem Holz des Wirtsbaumes – und damit beginnt ein neues „Mietsverhältnis" der Mistel. Dabei kann sich der Samen einer Apfelbaummistel ohne weiteres auf einer Buche einnisten.

Und die Vögel sorgen auch noch auf eine weitere Art für ihre Nahrungslieferanten: Eben diese speziellen Vogelarten wetzen ihre Schnäbel gerne an den Ästen und Zweigen. Dadurch wird die Rinde aufgerauht; und die Mistelsamen bleiben noch viel besser haften.

Der Mensch versteht sich auf die Nachahmung dieser eigenwilligen Aussaat: Ende März etwa pflückt man von einem jungen Mistelzweig eine reife Beere, quetscht vorsichtig den Kern heraus und klebt den schleimigen Samen auf einen jungen Zweig eines mistelempfänglichen Laubbaumes (siehe Seite 24). Licht und Wärme tun nun das Ihre, um den Samen zur Keimung zu bringen.

Und noch eine Besonderheit: Der Mistel steht in seltenen Fällen auch die Möglichkeit zur Verfügung, sich über sogenannte **Brutknospen**, aus welchen unmittelbar neue Misteln hervorgehen, zu vermehren.

Die Mistelpflanzen sind fast immer **zweigeschlechtlich** (zweihäusig), nur in ganz seltenen Fällen kommen einhäusige Varianten hervor. Die Regel sind also Pflanzen mit entweder ausschließlich männlichen oder weiblichen Blüten. Die Blüten befinden sich stets am Ende der geraden Triebe, entweder im Dreier- oder Fünfer-Verbund. Ihre Farbe ist von zartem bis kräftigem Gelb – das namensgebende Weiß zeigen erst die Beerenfrüchte! Die Narbe der weiblichen Blüten hebt sich kaum einen Millimeter empor; die männlichen Blüten sind etwas größer als die weiblichen und haben vier Staubbeutel. Weibliche wie männliche Blüten sind in sogenannten Trugdolden angeordnet.

> Mistelblüten sind gelb, die Beerenfrüchte dagegen weiß.

Vom ersten Grün zum Mistelembryo: Ein Mistelbusch, wie er einem im Baum – oder auf dem Weihnachtsmarkt – ins Auge sticht, braucht Jahre, um diese stattlichen Ausmaße zu erreichen. Während andere Pflanzen schon im ersten Jahr zahlreiche Blätter entfalten, entwickelt die Mistel nur ein einziges Blattpaar. Dazwischen sind bereits, noch unsichtbar, künftige Blüten angelegt. Es braucht dennoch in der Regel vier Jahre, bis aus diesem ersten Blattpaar zwei weitere wachsen; nun allerdings geht die Entwicklung durch die ständige Verdopplung jedes neuen Triebes rasant voran.

> In den ersten Jahren entwickelt sich die Mistel nur langsam.

Die Natur der Mistel: Geschichte und Botanik

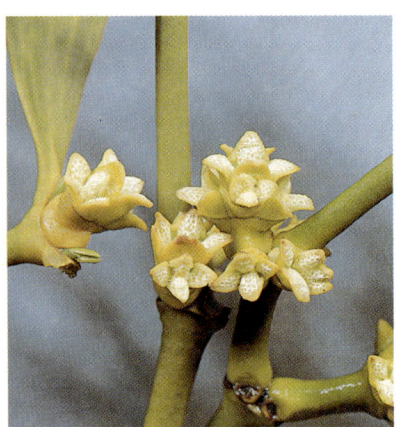

Die Mistelblüte beginnt bereits im Februar.

Im Alter von fünf bis sieben Jahren beginnt dann der Busch erstmals zu blühen. Und wieder zeigt sich die Mistel als Außenseiterin des Pflanzenreichs: Ihre Blüte entfaltet sich im unfreundlichen Wintermonat Februar und dauert bis April! Die Blüten beiderlei Geschlechts entwickeln Nektar, dessen orangenähnlicher Geruch Insekten, vor allem bestimmte Fliegen (*Anthrena-Arten*) und Ameisen, anlockt, die für die **Bestäubung** sorgen. Frisch duften die Blütenblätter übrigens etwas eigenartig für den menschlichen Geruchssinn; getrocknet sind sie völlig geruchlos.

Verständnis für mystisch angehauchte Assoziationen wie „Homunkulus unter den Pflanzen" bekommt man gar, wenn man weiß, daß die Entwicklung der Mistelfrucht genau neun Monate dauert: Im Nährgewebe der Frucht entstehen etwa Anfang Juli ein oder zwei „Mistelembryonen", die Ende September ausgebildet sind. Doch erst Ende November ist die Entwicklung der Frucht abgeschlossen; die Außenhaut entfärbt sich und schimmert jetzt – namensgebend! – weiß. Hinter der durchsichtigen Fruchthaut und dem ebenfalls lichtdurchlässigen Fruchtfleisch überwintert der grüne Embryo; ohne Lichtzufuhr würde er absterben.

Aussehen

Typisch ist die meist kugelförmige Gestalt der Mistel *(Viscum album)*.

So ungewöhnlich die Entwicklung der Pflanze im einzelnen ist, so „fremd" ist auch ihre gesamte Gestalt: Die in Europa beheimatete Mistel ist uns überwiegend als kleiner, kugeliger Strauch vertraut, sie kann jedoch durchaus einen Durchmesser von über einem Meter erreichen. Jedes Jahr treiben die einzelnen Zweige neue Verästelungen aus; so entsteht bald ein vielgabeliger Strauch, der sich entgegen allen Erkenntnissen über das Verhalten von Grünpflanzen nicht nur nach oben zum Licht hin ausrichtet, sondern ebenso der Erde entgegen zum Dunkeln hin tendiert. So entsteht, egal wo die Mistel sich im Baum festgesetzt hat, ihre einzigartige kugelige Gestalt.

Das Mistelgrün rundet sich um einen kaum mehr sichtbaren kurzen Stamm. Die vergabelten Stengel, Äste und Ästchen besitzen eine braun-grüne, teilweise auch grüngelbliche glatte Rinde. Die lederartigen immergrünen Blätter haben in der Regel einen grün-gelblichen Farbton. Sie stehen gegenständig, sind glattrandig und bilden ein bis zwei Zentimeter langgestreckte Ovale. Wie schon das Strauchwachstum sich nicht um die sonst richtungsweisende Sonne kümmernd, so haben auch die Blätter der Mistel keine spezielle Ober- oder Unterseite, wie wir es eigentlich von allen Grünpflanzen und Blumen gewohnt sind.

Beachten Sie

Der schon mehrfach erwähnte Begriff „immergrün" könnte mißverstanden werden. Die Blätter der Mistel sind „winterfest", aber nur für ein Jahr; im zweiten Herbst fallen sie ab und machen neuen Trieben Platz.

Die „Wurzel" der Mistel ist eine weitere Rarität in der Pflanzenwelt: Anders als alle blühenden und fruchttragenden Pflanzen, die mit einem verzweigten Wurzelsystem in der Erde ankern, verbindet sich die Mistel **nie** direkt mit dem Erdboden. Ihr ist der Baum der Lebensgrund, auf dem sie gedeiht. Die Wurzel der Mistel ist ein sogenannter **Senker**, mit dem sie sich aus dem Holz des Wirtsbaumes mit Wasser und Mineralien versorgt. Der anfangs noch grüne Senker arbeitet sich jedoch nicht aktiv in das Wirtsholz hinein, sondern wird von der teilungsfähigen äußeren Zellschicht der jungen Äste und Zweige umschlossen.

Die Mistel und ihre Wirte

Dieses Kapitel ist bereits ein Bindeglied zwischen der rein botanischen und der hier vor allem interessierenden pharmakologisch-heilkundlichen Seite der Mistel. Denn die Mistel partizipiert nicht nur am Stoffwechsel ihres Wirts, sondern nimmt mit den Nährstoffen offenbar auch bestimmte Wirkstoffeigenheiten des speziellen Baumes oder Strauchs auf, die sich mit den

Die Mistel nimmt bestimmte Wirkstoffeigenheiten ihres Wirtsbaumes auf.

spezifischen Mistelsubstanzen verbinden beziehungsweise diese modifizieren.

> **Wichtig**
>
> Für die pharmazeutische Verarbeitung und die medizinische Verabreichung der Mistelpräparate ist entscheidend, von welchem Wirtsbaum die Mistel geerntet wurde. Insbesondere in der Behandlung von Krebserkrankungen spielt das Wissen um die speziellen „Gaben" des Wirtsbaumes eine Rolle (siehe auch Kapitel „Die Mistel in der Krebstherapie", Seite 66ff.).

Wirtsbäume der Weißbeerigen Mistel

Sehr häufig:
- Pappeln
- Apfelbäume
- Weißtannen

Nicht so häufig:
- Ulmen
- Fichten
- Ebereschen
- Kiefern
- Linden
- Weiden
- Eschen
- Nußbäume
- Birnbäume
- Pflaumenbäume
- Weißdornsträucher
- Haselsträucher
- Weinstöcke

Selten:
- Birken
- Plantanen
- Eichen

Eine Besonderheit stellen einige Regionen in Frankreich (beispielsweise das Périgord) mit ihrem extrem starken Eichenbestand dar. Hier ist auch die Mistel in großer Zahl anzutreffen – ein für die **Drogenherstellung** wichtiges Vorkommen. Da die Eichenmistel für bestimmte therapeutische Ziele von Bedeutung ist, hat die Weleda AG in Arlesheim (Schweiz), wo das Zentrum der anthroposophischen Mistelforschung und Pharmazeutischen Entwicklung beheimatet ist, eigens Eichenplantagen angelegt; hier existiert die einzige „Mistel-Zucht", alle anderen Ernten greifen auf den ausreichend vorhandenen Wildwuchs zurück.

Die Bevorzugung bestimmter Wirtsbäume in einzelnen Regionen hängt natürlich auch vom allgemeinen Baumbestand ab. Doch welches „Mietsverhältnis" sich auch anbietet – eine bisher unerklärte strikte Abneigung zeigt die Mistel gegen Buchen.

> Auf Buchen ist die Mistel nicht zu finden.

An dieser Stelle sei kurz noch einmal die zweite bei uns heimische Mistelart, die Riemenistel (*Loranthus europaeus*) erwähnt. Diese enge Verwandte der Weißbeerigen Mistel sucht sich in erster Linie die Echte Kastanie und sehr gern auch die Eiche zum Wirt. Entsprechend findet man sie denn auch häufig in unseren südlicheren Nachbarländern.

Für den Laien sieht die Riemenmistel ihrer weißbeerigen Schwester zum Verwechseln ähnlich. Es wird auf den ersten Blick sicher nicht auffallen, wenn diese beiden Arten sich einen Baum teilen. Dabei ist nämlich jedem Konkurrenzstreit vorgebeugt, indem die Riemenmistel stets die Südseite des Baumes bewohnt, während sich die weiße Mistel auf der Nordseite ansiedelt.

> Die Riemenmistel wird therapeutisch ähnlich genutzt wie die Weißbeerige Mistel.

Die Verwandtschaft der beiden Arten zeigt sich aber auch in ihren Wirkstoffen und somit in der therapeutischen Nutzung. Es ist also ganz legitim und keine Vernachlässigung, wenn beide Mistelarten hier im übrigen gemeinsam besprochen werden.

Entsprechend der medizinisch so wichtigen Anpassung an die Wirtspflanze unterscheidet man zunächst einmal drei Unterar-

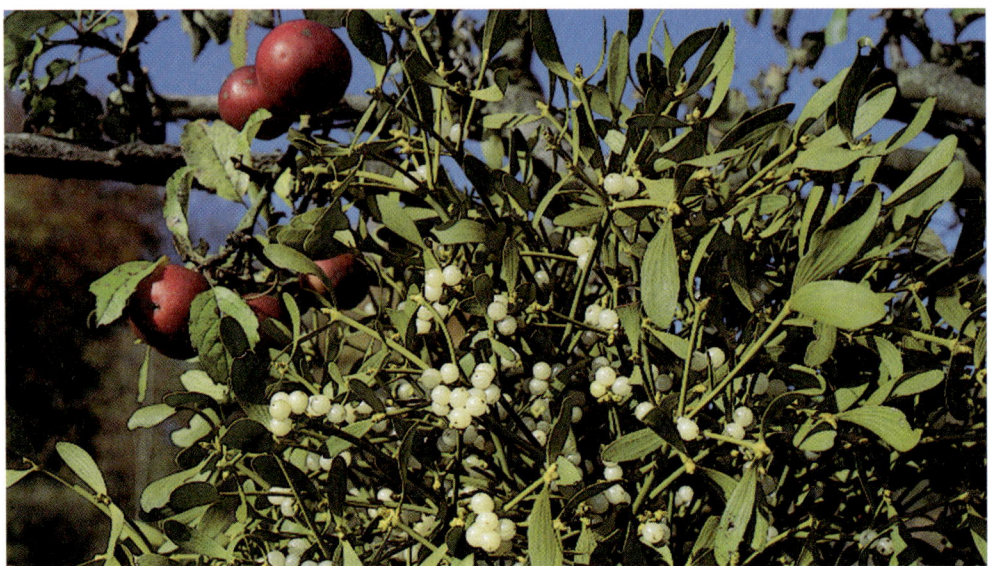

Die Apfelbaummistel gehört zu den medizinisch bedeutsamsten Unterarten.

ten der Weißbeerigen Mistel (*Viscum album*). Diese Subspecies (im Fachjargon ist die Abkürzung ssp. üblich) sind die Laubholzmisteln (ssp. *album*), die Tannenmisteln (ssp. *abietis*) und die Föhrenmisteln (ssp. *austriacum*).

Nach dieser Klassifizierung differenziert der Experte nun noch nach dem speziellen Wirtsbaum. Zu den medizinisch bedeutsamsten gehören die Apfelbaummistel (*Viscum album mali*), die Kiefern-Föhren-Mistel (*Viscum album austriacum*), die Ahornmistel (Viscum album aceris) und die schon angesprochene Eichenmistel (*Viscum album quercus*). Doch bevor wir in Pharmazie und Medizin einsteigen, bleiben wir noch ein wenig in der Natur und verfolgen die einzelnen Schritte der Mistel vom Baum in die Regale des Apothekers.

Vom Strauch ins Pharmalabor

Drogenernte

Für die Drogenaufbereitung kommen nur Misteln in Frage, die in den Sommer- oder Wintermonaten gesammelt wurden. Und zwar verwertet man lediglich das „Mistelkraut", also die kleineren Zweige und Ästchen des Strauchs samt Blättern. Dieser Ernteplan gilt auch für die private Hausapotheke!

Die Beeren (*Fructus visci albi*) werden **ausschließlich nur in der Volksheilkunde** mit ihren vielfältigen Rezepturen verwandt, nicht jedoch in der pharmazeutischen Herstellung, die sich im übrigen an genaue Richtlinien hält und genauso streng kontrolliert wird wie die Herstellung von chemischer Pharmazeutika. Doch besitzt die Mistel nach altem naturheilkundlichem Erfahrungsschatz über den wissenschaftlich gesicherten Bereich hinaus ein breites Wirkungsspektrum, in dem auch das ganz eigene Kräftepotential der Beeren genutzt wird. Geerntet werden sie hierfür in den Monaten November bis Februar.

Die Mistelbeeren können von November bis Februar geerntet werden.

Aufbereitung der Droge

Unter „Droge" versteht der Pharmakologe das frische oder getrocknete Pflanzenmaterial, das je nach heilkundlicher Disziplin in verschiedenen Schritten zum Arzneimittel verarbeitet wird.

Beachten Sie

Das frisch geerntete Mistelkraut wird in der phytologischen Pharmazie zunächst unter Anwendung künstlicher Wärme bei einer Temperatur von maximal 40 °C getrocknet – ein Komfort, auf den die alten Kräuterexperten natürlich verzichteten: Da wurde das Kraut einfach in der Nähe der Feuerstelle zum Trocknen aufgehängt. Die künstliche Trocknung beschleunigt jedoch nicht nur den Vorgang, sondern garantiert dem Hersteller auch, daß die Droge nicht durch anhaltende Nässe oder übergroße Hitze „beschädigt" wird.

Anschließend werden die getrockneten Zweige und Blätter in kleine Stücke geschnitten. Die perfekte **Schnittdroge** ist für den Fachmann unverkennbar: Die ledrigen, runzeligen, gelblich-grünen bis dunkelgrünen Blattstückchen mischen sich mit stark längsgeschrumpften Stengelstücken, die im Querschnitt eine hellgrüne äußere Rindenschicht und einen weißlichen Holzkörper erkennen lassen; zusätzlich gibt man noch einige männliche und/oder weibliche Blütenteile bei. Diese Trockendroge besitzt einen ganz typischen, etwas strengen Geruch und schmeckt ausgesprochen bitter.

> **Beachten Sie**
>
> Auch für die Eigenernte sollten Sie wissen, daß nach verschiedenen Untersuchungen über die Stoffcharakteristik der Mistel **Senker** und **Stamm** keinen Beitrag zur Heilwirkung liefern. Eine therapeutische Anwendung dieser Pflanzenteile wird also von der biologischen Pharmakologie nicht befürwortet!

Diese Aussage deckt sich absolut mit den Erfahrungen phytotherapeutisch tätiger Ärzte und Heilpraktiker. Nachstehende Informationen über Inhaltsstoffe und ihre Heilwirkung beziehen sich also immer nur auf das Mistelkraut.

Biologische Pharmazie

Die verschiedenen Aufbereitungen haben jeweils ihren eigenen therapeutischen Einsatzbereich.

Die Rezepturen und die genaue Art der Drogenaufbereitung unterscheiden sich natürlich nicht nur von Hersteller zu Hersteller, sondern vor allem danach, ob es sich um homöopathische, spagyrische oder anthroposophische Arzneimittel handelt. Hier eine Bewertung auszusprechen wäre absolut falsch, vielmehr haben die unterschiedlichen Aufbereitungen (Urtinktur, Potenzierung, Komplexmittel oder Einzelmittel) ihre eigenen Domänen im therapeutischen Einsatz.

Folgende **phytopharmazeutische Darreichungsformen** stehen – mit unterschiedlichen Indikationszielen! – zur Verfügung:

Injektionslösungen werden überwiegend in der biologischen Krebsbehandlung und von einigen Therapeuten zur Verbesserung der Allgemeinbefindlichkeit angewandt; nach jüngsten Forschungsergebnissen sind Mistelinjektionen auch bei Immunschwäche-Erkrankungen sinnvoll.

> Für alle Anwendungsbereiche von Injektionslösungen gilt, daß der Einsatz und die Dosierung des Präparats auf jeden Fall von einem Therapeuten angeleitet und überwacht werden müssen.

Wichtig

Selbst wenn Sie sicher mit einer subkutanen (unter die Haut) Injektion klar kommen würden: Keine Selbstbehandlung! Denn, das sei hier sicher nicht zum letzten Mal gesagt: Die meisten Pflanzenpräparate haben zwar gegenüber synthetischen Medikamenten den Vorteil, kaum Nebenwirkungen auszulösen, doch sind sie deshalb kein harmloses „Zuckerl"! Und die leider weit verbreitete Ansicht, viel helfe viel, ist hier so falsch und mitunter schädlich wie bei jeder anderen Droge auch! Diese Warnung gilt vor allem für Injektionsampullen, die durch Zubereitung wie Verabreichung natürlich die intensivste Wirkung zeitigen.

Für die **Eigenbehandlung** vielfältiger Beschwerden eignen sich dagegen sehr gut:
- Mistel-Frischpflanzen-Preßsaft
- Mistel-Dragées
- Mistel-Tabletten
- Mistel-Tropfenlösungen

Präparate zur Eigenbehandlung

> Alle diese Arzneimittel sind rezeptfrei erhältlich und stehen in Apotheken sowohl als Einzelmittelpräparate (also nur mit der Mistel als Bestandteil) wie auch als Kombipräparate (Substanzgemisch aus mehreren Heilpflanzen) – je nach Indikationsbereichen zusammengesetzt – zur Verfügung.

Tip

Beachten Sie

> Die Herstellung phytopharmazeutischer Arzneimittel unterliegt einer strengen Qualitätskontrolle und engen Aufbereitungsvorschriften; dafür sorgen die Regularien des DAB (Deutsches Arzneimittel-Buch) und entsprechend für homöopathische Therapeutika die Richtlinien des HAB (Homöopathisches Arzneimittel-Buch), die ständig auf neuesten Stand gebracht werden. Dem entspricht auch, daß für alle Aufbereitungsformen ausschließlich die ganze Frischpflanze und speziell zur Herstellung von Injektionslösungen die Schnitt- oder Pulverdroge verwandt werden.

Ganz spezielle und bis heute streng nachvollzogene Herstellungsrichtlinien in der anthroposophischen Medizin gab *Rudolf Steiner* vor. Die Iscador-Mistelpräparate des Pharmaunternehmens Weleda AG sind vor allem in der biologischen Krebstherapie ein Begriff. In späteren Jahren spaltete sich von dem Arlesheimer „Pionier"-Unternehmen Weleda AG die Herstellerfirma biologischer Pharmapräparate Helixor ab. Auch hier wird nach Erkenntnissen der anthroposophischen Mistelforschung gearbeitet, wenn auch nicht mehr in selbem Maße dem philosophischen Überbau verpflichtet. Die eigenen Forschungsarbeiten haben einige Modifizierungen in Herstellung und Indikation bestimmter Mistelpräparate unterschiedlicher Wirtspflanzen hervorgebracht, doch begreifen sich beide Unternehmen in der Grundauffassung ihrer Pharmakologie nicht als Kontrahenten. Zu welchem Produkt der Therapeut rät, hängt zweifellos von seiner individuellen Erfahrung mit einzelnen Präparaten ab; viele Ärzte arbeiten mit beiden Unternehmen zusammen und bevorzugen je nach Krankengeschichte das eine oder das andere.

Um einen kurzen Einblick zu geben, was das Mistelkraut im einzelnen „durchmacht", bis es in Ampullen, Fläschchen oder Pillenpackung gefüllt in die Regale des Apothekers gelangt, hier beispielhaft und in Stichworten die Arlesheimer Praxis:

Verarbeitung des Mistelkrauts

- Die Ernte – aus welcher Region auch immer – wird schnellstmöglich in das Schweizer Hiscia-Institut gebracht und dort noch heute nach Pflanzenteilen und deren Alter **handverlesen**.
- Das für geeignet befundene Kraut wird nun auf einem Walzenstuhl zerquetscht, um es für den anschließenden „Auszug" vorzubereiten.
- Das gewalzte Kraut wird nun mit destilliertem Quellwasser, Zucker und speziellen Laktobazillen (Bakterien, die eine Gärung einleiten) für die **Fermentierung** vorbereitet.
- Dieser Gärungsprozeß dauert etwa zwei bis drei Tage; die Gärmaische wird danach abgepreßt und von den unlöslichen Pflanzenresten getrennt.
- Der so gewonnene Extrakt wird nun sorgfältigen **Qualitätskontrollen** unterzogen.

Wie wichtig es ist, für ein bestimmtes Präparat die Zeit der Ernte sowie jeden weiteren Schritt genau einzuhalten, wird verständlich durch die Tatsache, daß Extrakte aus der Sommer-Mistel ganz andere Pflanzenstoffkonzentrationen (wesentlich höhere Lektin-Aktivität) aufweisen als der Gewinn aus einer Winterernte (höchste Viscotoxin-Werte).

Die Extrakte aus Sommer- und Winterernte weisen andere Konzentrationen an Inhaltsstoffen auf.

Der frische Mistelextrakt aus Sommer- und Winterernten lagert nun eine Zeitlang. Im Frühjahr beziehungsweise Herbst werden die beiden jahreszeitlichen Varianten mittels einer auch schon von *Steiner* konzipierten Maschine zum Krebsheilmittel Iscador vermischt. Dieser spezielle Mischvorgang ist ein zentraler Punkt des anthroposophischen Herstellungsverfahrens. Und damit wird es Zeit, noch eine Ebene tiefer zu den Hauptakteuren der heilenden Mistelwirkung zu kommen.

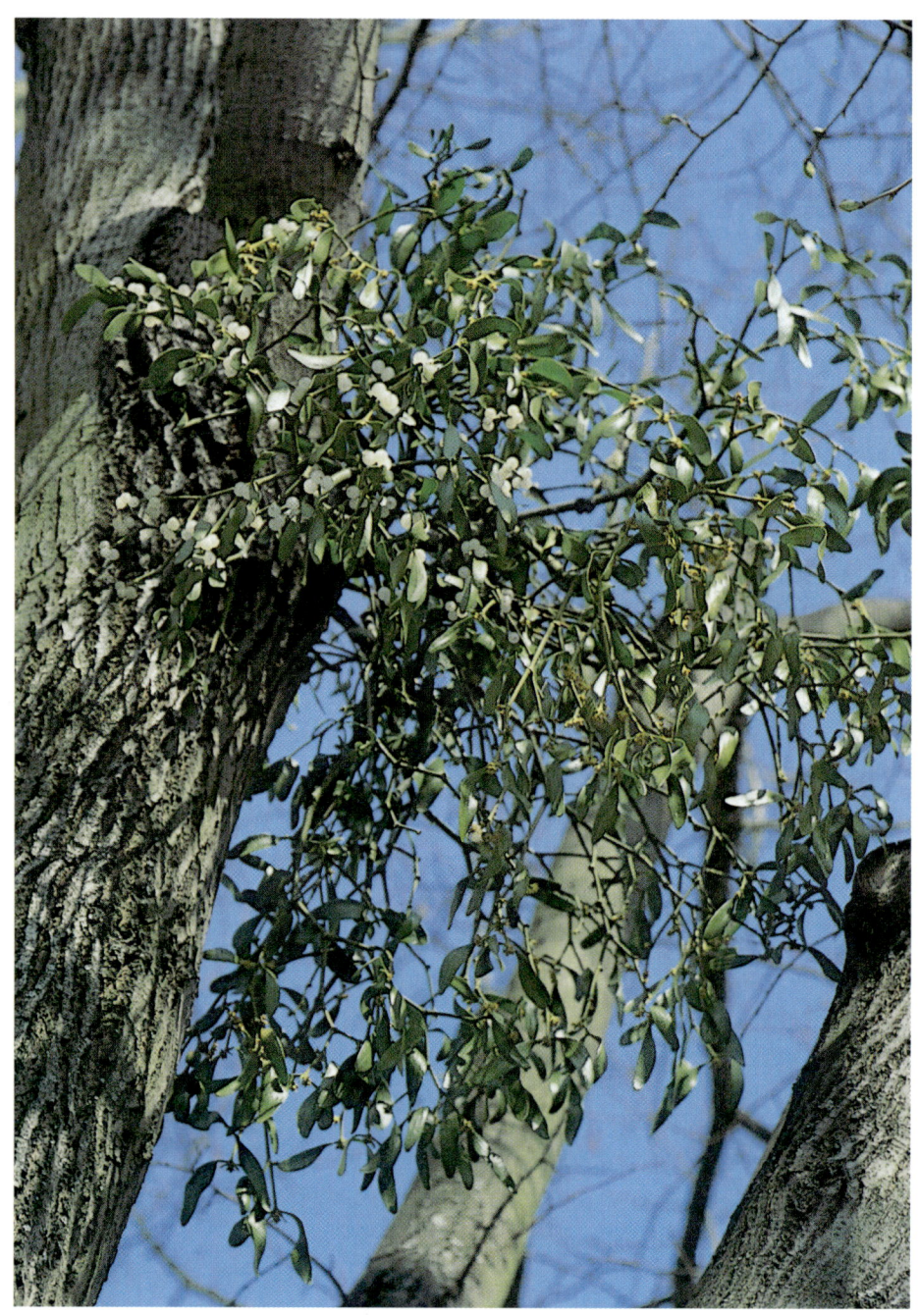

Inhaltsstoffe der Mistel und ihre Wirkung

KAPITEL 2

Unnachahmliches Zusammenspiel

Dank der intensiven Forschung, die schon die Pioniere der neuzeitlichen Misteltherapie, *Rudolf Steiner* und die Ärztin *Ita Wegmann,* betrieben haben und die im anthroposophischen Forschungsinstitut in Arlesheim, aber auch in den Forschungslaboren der heute eigenständigen Weleda-Tochter Helixor und natürlich auch in anderen biologisch orientierten Pharmaunternehmen sowie in universitären Instituten weiterbetrieben wird, gehört die Mistel heute zweifellos zu den „besterkannten" Heilpflanzen. Ihre Wirkung auf ein Tumorgeschehen und auf die unausbleiblichen Randerscheinungen und die Nachwirkungen einer Chemo- oder Strahlentherapie war natürlich ein wesentlicher Motor für die Forschung.

> Die Mistel zählt zu den am besten erforschten Heilpflanzen.

Und dennoch – obwohl man heute die einzelnen Inhaltsstoffe genau bestimmen und auch in ihre scheinbar konträren Wirkungsweisen unterteilen kann – bleibt ein geheimnisvoller Rest. Denn anders als bei den meisten Heilpflanzen, deren heilende Wirkstoffe heute oftmals isoliert aufbereitet oder auch chemisch nachgebildet werden, um sie in entsprechenden Mengen zur Verfügung zu haben, läßt sich die Natur bei der Mistel nicht bis ins Letzte in die Karten schauen. Die Wissenschafter müssen nach wie vor zugeben: Sie sind nicht in der Lage, das Zusammenspiel der verschiedenen Wirkstoffe, das zudem je nach Wirtsbaum noch unterschiedlich gewichtet ist, überzeugend nachzuahmen.

> Das Zusammenspiel der Inhaltsstoffe ist noch nicht völlig geklärt.

Je nach dem Schweregrad der Krankheit dreht es sich bei den Forschungsaktivitäten in erster Linie um die Wirksamkeit der

Mistel bei Krebs- oder Immmunschwäche-Erkrankungen. Wie man inzwischen längst die Einzelsubstanzen bestimmen konnte, so weiß man auch, welchen „Protagonisten" man die tumor- und immunspezifische Wirkung verdankt.

Die Mistel als Giftpflanze

Zwei Gruppen von Giftstoffen sind es, welche die Mistel zu **dem biologischen Krebstherapeutikum** machen. Dabei sollten Sie aber bedenken: Iscador-, Helixor- und andere Mistelpräparate sind ganz wichtige Mitspieler in der vorsorgenden, begleitenden, nachbehandelnden und auch eigenständigen Krebstherapie, doch bieten sich noch einige andere naturheilkundliche Stoffe (Enzyme, Vitamine, Mineralstoffe) wie auch spezielle Diäten und psychotherapeutische Wege als sinnvolle, ja wichtige Begleitung an – ganz abgesehen von eventuell notwendigen chirurgischen, chemo- oder strahlentherapeutischen Eingriffen.

Viscotoxine

> Viscotoxine können Zellen auflösen und abtöten.

Viscotoxine wirken zytolytisch und zytostatisch, das heißt zelltötend und zellauflösend. In Aufbau und Wirkung weisen sie eine enge Verwandtschaft mit Schlangengiften, beispielsweise der Kobra, auf. Die wichtigsten sind die Viscotoxine A2, A3 und B. Interessant ist, daß die Wirkungsintensität dieser Stoffe wiederum von der jeweiligen Wirtspflanze abhängig ist. Dies ergaben neuere Studien aus den Jahren 1978 bis 1980 (*Kriene, von Mühlendahl, Konopka, Woynarowski, Samuelsson, Ziska, Stirpe* et. al. – die Namen allein machen schon deutlich, wie international die Mistelforschung geworden ist).

Viscotoxine sind wasserlöslich; im Gegensatz zum chemisch definierten Gift besitzen diese Pflanzentoxine eine Latenzzeit, das heißt, über eine bestimmte Zeitspanne treten selbst bei hohen Gaben keine Vergiftungssymptome auf; diese verzögerte Wirkungsweise bietet die Chance, bei einer eventuellen Überdosierung rechtzeitig mit entsprechenden Gegenmitteln (im Fachjargon „Antidot") den Schaden zu beheben beziehungsweise gar nicht entstehen zu lassen.

> **Beachten Sie**
>
> Sowohl die Viscotoxine wie die nachfolgend beschriebenen Lektine sind reine Eiweißstoffe, die im Verdauungstrakt abgebaut werden. Somit ist die Mistel trotz ihrer „Giftstoffe" eine völlig unschädliche Nahrungspflanze für Wild und Nutzvieh.

Die für die Naturheilkunde aufbereiteten Präparate enthalten alle nur so „verschwindende" Giftmengen, daß es im schlimmsten Fall zu ungefährlichen allergischen Reaktionen kommen kann (siehe auch Seite 74). Eine offizielle Bestätigung für die „Giftentwarnung" geben auch die heute weltweit existierenden Gift-Notruf-Zentralen und Gift-Informationszentren: Dort sind keinerlei Fälle einer Mistel-Vergiftung weder über Medikamenteneinnahme noch über Nahrungsaufnahme bekannt.

Lektine

Lektine konzentrieren sich in der Pflanze zum Senker hin; in den Blättern sind sie nur in geringen Mengen enthalten. Diese Giftsubstanzen sind verwandt mit dem Lektin des Rizinus, gehören also ebenso zur Gruppe der Glykoproteine. Sie wirken ebenfalls hemmend auf das Tumorgeschehen ein, jedoch nicht direkt wie die Viscotoxine, sondern indirekt über ihre stimulierende Wirkung auf die körpereigenen Abwehrkräfte. Somit sind sie ganz maßgeblich an der allgemein die Befindlichkeit verbessernden und stabilisierenden Wirkung der Mistel beteiligt (siehe auch „Die Mistel in der Krebstherapie", Seite 66ff.).

Lektine stimulieren die körpereigenen Abwehrkräfte.

Viscotoxine und Lektine im Einsatz

Eine Zeitlang erhoffte man sich gerade vom gezielten Einsatz dieser Wirkstoffe einen Erfolg. Man versuchte – und rein phar-

36 Inhaltsstoffe der Mistel und ihre Wirkung

Synthetische Präparate haben bisher nicht die Wirksamkeit natürlicher Mistelpräparate erreicht.

makologisch war dies auch kein Problem – die beiden so unterschiedlich wirkenden Stoffgruppen zu trennen und insbesondere die Lektine synthetisch nachzuahmen. Damit konnte man die Stoffe je nach Bedarf getrennt oder in einem entsprechenden Mischungsverhältnis verabreichen. Doch der Erfolg stand in keinem Vergleich zur Gabe eines „natürlichen" Mistelpräparates. Selbst als man die „künstlichen" Substanzen wieder nach „Originalplan" mischte, erreichte man nicht die positiven Resultate der „Originalprodukte". Dies wurde nach allen Regeln wissenschaftlicher Kunst in sogenannten Blindstudien getestet, bei denen die Versuchspersonen nicht wissen, welches der Mittel sie bekommen – die Psyche konnte also hierbei nicht querschießen.

Die mit wissenschaftlicher Logik (noch) **nicht ganz greifbare Gesamtwirkung der Mistel** und die deutlichen Unterschiede, die sich aus der jeweiligen Wirtspflanze erklären, rechtfertigen es, im folgenden wenigstens einen groben Überblick über die weiteren Inhaltsstoffe der Mistel und ihre therapeutische Bedeutung zu geben. Zumal es in diesem Ratgeber ja nicht nur um die Bedeutung der Mistel in der Krebstherapie geht, sondern auch um ihre Hilfe bei anderen Gesundheitsbeschwerden. Manches überbrachte Wissen der Volksheilkunde erschließt sich uns heute aus den Pflanzenstoffen der Mistel.

Stützen des Organismus – die verschiedenen Wirkstoffe

Die Inhaltsstoffe der Mistel können viele Krankheiten positiv beeinflussen.

Zu den vielen **atoxischen Wirkstoff**en der Mistel zählen verschiedene Polysaccharide, hier in vorderster Front die Pectine (Phytohormone), außerdem mehrere Aminosäuren, etliche biogene Amine (z.B. Cholin und Histamin), schließlich zahlreiche Zuckeralkohole, Pflanzensäuren (z. B. Kaffeesäure), Phenylpropan-Derivate, Saccharose, fettes Öl, Phosphorsäure, Triterpene, Kalk, Kali, Vitamin C, Mineralstoffe und Spurenelemente und nicht zu vergessen die Bioflavonoide, deren Wirksamkeit in der Heilkunde gerade in den letzten Jahren erkannt wurde. Alle weiteren Substanzen aufzuzählen können wir uns ersparen, da sie an der Heilwirkung kaum beteiligt sind.

Hinweis

Wer sich für die Wirkungsweise der Substanzen interessiert, wird auf den folgenden Seiten einen kurzen Einblick bekommen – andernfalls möge der Leser ohne schlechtes Gewissen diese Lektion überschlagen; Sinn und Verständlichkeit dieses Ratgebers wird es nicht trüben.

Glykoproteine der Mistel

Glykoproteine sind Eiweiße mit einem Kohlenhydratanteil. Die in der Krebstherapie nicht nur über Gaben von Mistel immens wichtigen **Lektine** sind eine Untergruppe der Glykoproteine; sie reagieren auf ganz spezifische Weise mit Kohlenhydraten, insbesondere mit Zucker. Speziell bei der Mistel kommt ein sogenanntes Agglutinin vor; die Erklärung des daraus abgeleiteten Substantivs spricht für sich: Agglutination = „Verklumpung schädigender, insbesondere bösartig entarteter Tumorzellen und damit deren Unschädlichmachung". Wir wissen damit: Auch die Lektine sind in der Lage, über höchst diffizile chemische Prozesse im Organismus die Tumorzellen zu schwächen. Und eben diese komplizierten Vorgänge und Umwandlungsprozesse machen verständlich, daß ein Ganzes an Wirkstoffen wesentlich stärkere, mitunter auch andere Strategien verfolgen kann als ein isolierter Wirkstoff.

Weitere wichtige Glykoproteine sind die **Lecithine**, reine Naturstoffe, bei denen im Falle der Mistel besonders der Anteil an ungesättigten pflanzlichen Fettsäuren von Bedeutung ist. Hierzu gehören auch die alpha- und gamma-Linolen-Säuren, die einen ganz besonderen Schutzfaktor für die Haut darstellen.

Wichtig

> Die alpha-Linolen-Säure bildet das Gewebshormon Prostaglandin 3, das hemmend auf Entzündungen wirkt. Die gamma-Linolen-Säure lindert Menstruationsbeschwerden und Stimmungsschwankungen.

Generell unterstützen die Lecithine unsere körperliche und psychische Vitalität.

Schließlich gehören zu den Glykoproteinen auch die **Viscumine**. Deren Bedeutung ist allerdings bislang noch nicht eindeutig geklärt.

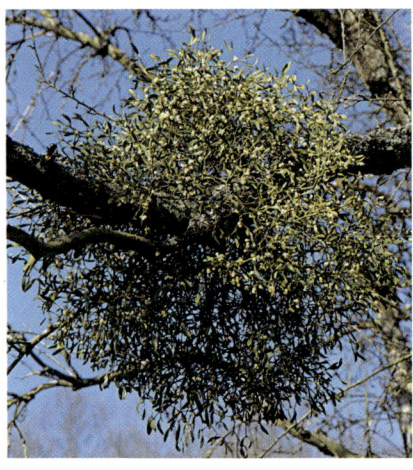

Die Mistel weist viele hochwirksame Inhaltsstoffe auf.

Polysaccharide sind hochmolekulare Kohlenhydrate. Die wichtigsten Vertreter – und die heilwirksamsten zudem! – sind die Pektine. Bedeutsame Funktion haben sie als Binde- und Geliermittel. Eben diese Pektin-Stoffe bringen beispielsweise auch Marmelade zum gelieren, aber das rechtfertigt natürlich kaum ihre Erwähnung – nein, wichtig sind sie als naturbelassene Bindemittel zur Herstellung diätischer Nahrungsmittel und ganz allgemein für die Zubereitung von Naturkost (ein entsprechender Vermerk muß auf der Packung stehen!). Außerdem spielen Pektine für den Blutersatz und bei Gerinnungsprozessen (Pektination) eine Rolle.

Zur Stoffgruppe der **Phytohormone** (oder auch Phytosterole bzw. Phytosterine) zählt eines der wichtigsten Pflanzenhormone der Mistel, das beta-Sitosterin. Es ist für viele Steuerprozesse im Organismus, aber vor allem auch im Abwehrkampf gegen Fehlfunktionen und Erkrankungen bedeutsam. Unerläßlich ist es für die Regulierung des gesamten Fettstoffwechsels – also unter anderem des Cholesterinspiegels –, indem es die Resorption der Nahrungsfette und der von der Galle ausgeschiedenen Fettstoffe hemmt.

Außerdem zeichnet sich dieser Wirkstoff durch eine ausgeprägte entzündungshemmende Wirkung aus, so wird beta-Sitosterin beispielsweise zur Behandlung entzündlicher Rheumaerkrankungen verordnet. Schließlich wirkt die Pflanzensubstanz abschwellend (antiphlogistisch) auf Geweberbände, was praktisch bedeutet: Gutartige Vergrößerungen der Prostata sprechen ebenso wie Funktionsstörungen beim Wasserlassen und Entzündungen der Blasenschleimhaut auf dieses Pflanzenhormon an.

Auch mehrere **Aminosäuren** (AS) finden sich in der Mistel. Sie gehören zu den organischen und aromatischen Säuren und spielen eine Rolle als Bausteine der Körpersubstanz sowie für den gesamten (intermediären) Stoffwechsel.

Aminosäuren der Mistel

Für die Mistel sind zunächst zwei essentielle (lebenswichtige) Aminosäuren erwähnenswert:
- **Leucin** ist wichtig für den intermediären Aufbau von Eiweißen und den Abbau von Fettsäuren. Leucin bindet zudem Kalzium in die Muskelzellen ein und ist damit wesentlich für alle Nerven- und Muskelfunktionen. Es wird beispielsweise im Antibiotika Penicillin verwandt.
- **Valin** ist unerläßlich für die Glukosebildung im Organismus, ebenso hilft es unter anderem bei gewissen Umwandlungsprozessen über den Abbau von Enzymen und Eiweißen.

> Generell ist zu allen essentiellen Aminosäuren zu sagen, daß sie vom Organismus nicht selbst gebildet werden können. Sie müssen deshalb stets ausreichend über die Nahrung oder Zusatzpräparate zugeführt werden.

Wichtig

Eine bedingt-essentielle AS ist das **Arginin** – für Kinder ist es ohne Einschränkungen lebenswichtig! Im übrigen ist Arginin beteiligt am Eiweißstoffwechsel, bei der Bildung einiger Provitamine und an der Synthese von Harnstoff. Daraus ergibt sich beispielsweise die therapeutische Bedeutung bei Leberschäden.

Als weitere nicht-essentielle Aminosäuren (sie können bei gesunden Körperfunktionen im Körper selbst gebildet werden) wären zu nennen:
- **Asparagin**, ein wichtiger Eiweißbaustoff, der an der Stoffwechselüberwachung im Hirn- und Nervengewebe beteiligt

ist. Es wirkt außerdem wachstumsfördernd (somit natürlich besonders bei Kindern und Jugendlichen zu beachten) und ist einer der Stickstofflieferanten im intermediären Stoffwechsel für die Ammoniak-Entgiftung bei der Harnstoffsynthese.
- **Gamma-Amino-Buttersäure** wirkt speziell an den Schaltstellen (Synapsen) des zentralen Nervensystems blockierend und spielt damit sicherlich eine Rolle bei der schmerzlindernden Wirkung der Mistel.

Weiterhin enthält die Mistel noch sogenannte biogene **Amine** („biogen" bedeutet „von organischer Substanz abstammend" und zudem „lebenswichtige Stoffe aufbauend"; Amine sind Stickstoff-haltige, zusammen mit Säuren Salze bildende Verbindungen). Für den menschlichen Organismus sind diese Amine unverzichtbar als Drüsen- und Gewebshormone sowie als Botenstoffe, die Nervenimpulse übertragen. In aller Munde ist derzeit das biogene Amin Melatonin, das als „Wundermittel gegen Krankheit und Alterungsprozesse" angepriesen wird.

In der Mistel sind als biogene Amine enthalten:

Biogene Amine der Mistel

- **Histamin** – ein wichtiges Gewebshormon, das der Organismus unter anderem bei allergischen Reaktionen, auch bei Insektenstichen, Strahlenschäden (z.B. als Nebenwirkung einer Tumorbestrahlung), zu langer Sonneneinwirkung, ebenso bei Unverträglichkeiten von Arzneimitteln, Kosmetika, Umweltgiften oder Nahrungsmitteln benötigt. Der Körper schützt sich durch diese verstärkte Hormonausschüttung, da das Histamin wiederum für die vermehrte Versorgung mit anderen biogenen Aminen sorgt, die ihrerseits beispielsweise den Kreislauf unterstützen.
- **Tyramin** erhöht den Blutdruck.
- **Cholin** ist an vielen Stoffwechselprozessen beteiligt und ein wichtiger Schutzstoff für die Leber. Man vermutet, daß es die Leber vor Krebs und Metastasen schützt und außerdem toxische Substanzen („Alkoholiker-Leber") unschädlich macht. Ein Mangel an Cholin begünstigt Arteriosklerose, Fettstoffwechselstörungen, generell Leberschäden sowie Muskelschwäche.

- Der sogenannte „**Vagus-Stoff**", stellt einen wesentlichen Botenstoff für den Parasympathikus und den Sympathikus, die Schaltstellen des vegetativen Nervensystems, dar. Er wirkt ähnlich wie Nikotin: In geringen Dosen regt er an, in zu hoher Dosierung lähmt er jedoch die vegetativen Schaltstellen. Auch eine dem Fliegenpilz (Muscarin) ähnliche Wirkung auf Herz, Bronchien und den gesamten Verdauungstrakt wurde festgestellt, wobei die in der Mistel enthaltende Stoffkonzentration jedoch absolut ungefährlich ist.

Die nächste erwähnenswerte Wirkstoffgruppe bilden die in der Mistel zahlreich vorkommenden **Zuckeralkohole**; aufgeführt seien hier nur die wichtigsten:

- **Inosit** (Inositol) reguliert den Fettstoffwechsel und die gesamten Stoffwechselprozesse in der Leber. Außerdem stimuliert es die Nerven, sorgt für eine gesunde Darmfunktion, ist mitverantwortlich für die Fortpflanzung, fördert die Verwertung des wichtigen Vitamin E und wirkt einer Arteriosklerose entgegen.
- **Mannit** ist bekannt als „Diabetiker-Zucker" und wirkt galletreibend, leicht abführend und auch als mildes Diuretikum (harntreibend).
- **Pinnit** und auch **Quercit** sind in ihrer Bedeutung für den menschlichen Organismus noch nicht näher untersucht – dies nur, um aufzuzeigen, welch immense Forschungsarbeiten notwendig sind, um eine Pflanze bis ins Letzte zu „erkennen".

Zuckeralkohole der Mistel

Eine große Wirkstoffgruppe stellen die **Pflanzensäuren** dar:

- Die **Kaffeesäure**, die ihren Namen dem Vorkommen in der Kaffeebohne verdankt, zeichnet sich je nach Dosierung durch anregende oder beruhigende Wirkung aus. In der Naturheilkunde wird sie als Resorptionsmittel bei Magen- und Darmstörungen angewandt.
- Die **Anissäure** – ebenfalls war hier die Gewürzpflanze namensgebend – fördert die Verdauung und entbläht; sie wird daher auch gerne in Teemischungen für Säuglinge und Kleinkinder gegeben.

Pflanzensäuren der Mistel

- Die **Vanillinsäure** wurde erstmals in der Frucht einer Orchideenart (*Vanilla planifolia*, als „Vanillenschote" geläufig) gefunden. Abgesehen von den bekannten Würzqualitäten wurde diese Pflanzensäure in der Volksmedizin als Aphrodisiakum gepriesen.

Unter den **Phenylpropanderivaten** der Mistel (Derivat = Abkömmling) sind das Syringin und das nahe verwandte Syringosid zu erwähnen; beide stellen Glukoside dar.

Ebenfalls nur kurz anzusprechen sind folgende Inhaltsstoffe:
Zunächst die **Saccharose**; sie ist ein Zweifachzucker und neben der für Kinder erfreulichen Tatsache, daß sie sich schnell und einfach zu Karamel erhitzen läßt, ist sie ein wichtiger Energielieferant.

Unter dem Sammelbegriff **Fette/Öle** ordnet man unterschiedliche, flüssige Fettstoffe ein. Bei der Mistel zeichnen sie sich durch einen hohen Gehalt an mehrfach ungesättigten pflanzlichen Fettsäuren, oft auch als Vitamin F bezeichnet, aus. Diese sind besonders für die Zellatmung, den gesamten Fettstoffwechsel, eine normale Darmbesiedlung, ein gesundes Wachstum bei Kindern und die Verhinderung von Arteriosklerose wichtig.

> Die Mistel enthält viele ungesättigte Fettsäuren.

Die **Phosphorsäure** wird im Organismus zu einem ausgesprochenen Energielieferanten „umgebaut", ist also gerade für ältere Menschen bei gesundheitlichen Beschwerden und natürlich generell für die energieaufwendigen Abläufe in unserem Organismus von Bedeutung.

Wieder wichtiger für die Heilwirkung der Mistel sind die in ihr enthaltenen **Triterpene** – eine besondere Verbindung ungesättigter Kohlenwasserstoffe. Zu den wichtigsten zählen:

> **Triterpene der Mistel**

- **Oleanolsäure** hemmt Entzündungen und wirkt gleichzeitig abschwellend.
- **Ursolsäure** hat antibiotische Wirkung gegen zahlreiche Bakterienarten; sie stabilisiert die Immunabwehr und hemmt Entzündungen. Zudem reguliert sie den Blutzuckerspiegel.

Immer größere Bedeutung spricht die Forschung heute den **Bioflavonoiden** (lat. flavus = gelb) zu; teilweise findet man sie auch als „Vitamin-P-Gruppe" beschrieben. Es handelt sich bei ihnen um gelbe, rote oder blaue Pflanzenfarbstoffe, die mit der Nahrung – oder eben als Arzneistoff – in den menschlichen Körper gelangen. Zu den bekanntesten Bioflavonoiden zählen Citrin, Quercetin, Rutin und Hesperidin. Für den Organismus sind sie beispielsweise immens wichtig bei der Energiegewinnung über die Atmung.

Weitere Details würden hier zu weit führen, deshalb gleich zu den gesundheitlichen Aspekten der Bioflavonoide: Sie sorgen für ein gesundes Zahnfleisch, setzen die Durchlässigkeit der Gefäße herab, wirken entzündungshemmend und verhindern überempfindliche, allergische Reaktionen. Außerdem beschleunigen sie bei Verletzungen jeder Art, ob Muskelzerrung oder Hautabschürfung, den Heilungsprozeß. Ein Mangel an diesen reinen Naturfarbstoffen begünstigt Krampfadern, Venenentzündungen und auch die besonders von Frauen gefürchtete Cellulite.

> Bioflavonoide fördern bei Verletzungen den Heilungsprozeß.

Auch der Inhaltsstoff **Kalk** hat in der Naturheilkunde eine wichtige Bedeutung. So wird er beispielsweise gegen vorzeitige Alterungsprozesse, bei chronischen Schleimhaut-Katarrhen der Augen, Ohren und Luftwege sowie bei Lymphdrüsenschwellungen eingesetzt.

In der Kinderheilkunde wird Kalk gerne bei „Lymphatischen Beschwerden" (ständige Infekte mit Lymphdrüsenschwellungen, Mandelentzündungen, Nebenhöhlen-Katarrh und auch Blinddarm-Reizungen) verabreicht.

Kali, korrekter Kalium, ist ein wichtiger Mineralstoff. Er wirkt besonders bei „Vagotonie" (Verschiebung des vegetativen Gleichgewichts mit erhöhter Erregbarkeit und zahlreichen vegetativen Funktions- und Regulationsstörungen), bei Erschöpfungszuständen – besonders nach Infekten und Krankheiten –, bei muskulärer Herzschwäche und chronischen Katarrhen der oberen Luftwege.

Ein weiter Mineralstoff der Mistel ist **Kalzium**. Es spielt im gesamten Stoffwechsel eine wesentliche Rolle und hat viele wichtige Funktionen:

Funktionen von Kalzium

- Aufbau und Stabilisierung der Knochen
- Bildung der „Kittsubstanz" des Knochengewebes
- Bildung des Zahnschmelzes und des gesamten Zahnmaterials
- Übertragung von Nervenimpulsen
- Garantie eines gleichmäßigen Herzrhythmus
- Durchlässigkeit der Zellwände und Aufbau der dafür wichtigen Nukleinsäuren
- Blutgerinnung und Wundheilung
- Aufrechterhaltung einer gesunden Muskulatur

Außerdem wirkt Kalzium bei der Produktion von Nebennierenhormonen mit – im Umkehrschluß unterstützen die von den Nebennierenhormonen gesteuerten Sexualhormone die Aufnahme von Kalzium in den Organismus. Ein Mangel an diesem breit wirksamen Mineralstoff würde Allergien, Knochenerkrankungen (besonders die bedrohliche Osteoporose) und auch die Entstehung von Arthrosen begünstigen.

Vitamin C ist für den gesamten Stoffwechsel wichtig.

Unter den Vitaminen der Mistel ist vor allem das **Vitamin C** (Ascorbinsäure) zu nennen: Es kann mit absoluter Berechtigung als „Mädchen für alles" bezeichnet werden. Denn es ist im gesamten intermediären Stoffwechsel aktiv, interveniert auch im Gehirn- und Muskelstoffwechsel, hilft beim Aufbau der Steroidhormone der Nebennierenrinde, des Stützgewebes (Kollagen) und des Knochengewebes.

Vitamin C greift außerdem in die Regulation der Blutfette ein, ist unerläßlich für die Ausreifung der roten Blutkörperchen und für die richtige Verwertung des Eisens; zudem fördert es die Elastizität und damit Widerstandskraft der Blutgefäße, besonders der Venen.

Auch für die Sehkraft ist ausreichend Vitamin C wesentlich; die Augenlinse benötigt das Vitamin, und es vermindert den Augendruck.

Wichtig

> Die körpereigenen Abwehrkräfte nützen Vitamin C als „Radikalenfänger" und auch als „Antioxidanz". Vitamin C kann viele externe Gifte und Schadstoffe wie auch chemische Nahrungszusätze – zum Beispiel Nitrate, Nikotin und andere Drogenstoffe – bis zu einem gewissen Grade unschädlich machen.

Günstig wirkt es zudem bei Arzneimittelnebenwirkungen (z. B. Kortison und Antirheumatika) und verstärkt den Schutz vor Allergien. Vitamin C aktiviert das gesamte unspezifische Immunsystem. Es unterstützt sogar die Ausbildung von Interferon, daher wird derzeit diskutiert, inwieweit Vitamin C ein wirkungsvoller Krebsschutzfaktor sein kann; zudem steigert es nämlich auch noch die Produktion von Lymphozyten, dieser für die Abwehrmechanismen wichtigen Blutkörper. Schließlich ist Vitamin C wesentlich für Funktionen des gesamten Verdauungstrakts wie auch für ein gesundes Zahnfleisch und die Zahnentwicklung bei Kindern.

Dies sind keineswegs alle Inhaltsstoffe der Mistel, doch sind die übrigen in so geringen Konzentrationen enthalten, daß sie hier nicht weiter erklärt werden müssen. Doch selbst wenn Sie diese Seiten nur überflogen haben, so wird sicherlich hängen bleiben, welch ein komplexes Netzwerk unser Organismus ist. Und auch daß es für eine grundlegende „Heilung" kaum ausreichen kann, ein sichtbar gewordenes Loch zu stopfen, denn die vorausgegangenen und die eventuell schon daraus entstandenen Systemstörungen sind in der Regel nur durch eine ganzheitliche Sichtweise in der Medizin zu beheben. Somit ist dieser Ausschnitt auch der richtige Vorspann für den Einstieg in die konkrete Heilkunde.

KAPITEL 3
Die Mistel in der Medizin

Die uns aus schriftlichen Überlieferungen bekannte Tradition der Mistel als Heilpflanze reicht bis in vorchristliche Zeit zurück; durch all die Jahrhunderte ranken sich bizarre, teilweise auch widersprüchliche Geschichten um diese Pflanze. Sagen und kultisches Brauchtum können viele angewandte Heilpflanzen aufweisen, doch hat die Wissenschaft sie heute weitgehend entmystifiziert, in ihre Ingredienzen zerlegt, ihre Wirkungsweise nachvollzogen und die „heilenden" Wirkstoffe oftmals synthetisch nachgeahmt.

Doch gerade die Mistel hat ihren rätselvollen Nimbus immer noch nicht ganz eingebüßt, obwohl sie in der Erforschung der Heilpflanzen einen hervorragenden Platz einnimmt.

> Die therapeutische Bedeutung der Mistel wird heute von allen medizinischen Richtungen anerkannt.

Weit über eintausend Fachveröffentlichungen dürften mittlerweile über die Mistel erschienen sein. Über die therapeutische Bedeutung – vor allem in der Krebstherapie und auch in der Immunologie mit Schwerpunkt Aids-Forschung – sind sich heute nicht nur die verschiedenen naturheilkundlichen Disziplinen, sondern auch viele Vertreter der Schulmedizin einig. Die für naturwissenschaftliche Logik „erstaunlichen" Erfolge der anthroposophischen Heilkunde (siehe auch Seite 52ff.) mögen sogar ein zusätzlicher Anreiz für die Logiker der Schulmedizin gewesen sein. Und durch den Ehrgeiz, das von den Anthroposophen zum Teil in „metaphysischen Grenzbereichen" angesiedelte, jedoch dank der Therapieerfolge unbestreitbare Wirkungsprinzip der Mistel nachzuvollziehen, wurde die Mistel zu einer Brücke zwischen Schulmedizin und ganzheitlich-biologischer Heilkunde.

Die Mistel in der Medizin

> **Wichtig**
>
> Auch wenn dieser Rat die Mistel und die im Handel befindlichen Präparate kaum betrifft: Gehen Sie kritisch mit Arzneimitteln im allgemeinen und mit chemischen Präparaten im besonderen um. Dabei ist vor allem an die zahlreichen freiverkäuflichen und in sämtlichen Medien angepriesenen Mittel gedacht.

Die Hersteller sichern sich alle ab mit dem bekannten Hinweis: „Zu Risiken und Nebenwirkungen fragen Sie Ihren Arzt oder Apotheker!" Wenn zusätzlich ein Therapeut konsultiert wurde, dann geht der Patient, in der Regel berechtigterweise, natürlich davon aus, daß Risiken bei der Einnahme des verschriebenen Medikaments weitmöglichst ausgeschlossen sind – allemal wenn es vom Arzt seines Vertrauens verordnet wurde. Doch nicht jeder hat einen sogenannten „Hausarzt"; bei der ersten Aufnahme der Krankengeschichte ist der Therapeut auf die „Ehrlichkeit" des Patienten angewiesen; Peinlichkeiten, beispielsweise bezüglich Alkohol- oder anderen Drogenkonsums, haben hier nichts zu suchen. Fast jedes Medikament wird durch Drogen in seiner Wirkung potenziert oder aber unwirksam gemacht; dies gilt für pflanzliche Präparate mindestens so wie für synthetische Produkte.

> **Wichtig**
>
> Die Naturheilkunde arbeitet nicht zwangsläufig mit „harmlosen" Mitteln. Biologische Präparate haben zwar häufig den großen Vorteil, daß sie wenige oder gar keine Nebenwirkungen aufweisen, doch sie grundsätzlich als „sanfte" Alternative zur Schulmedizin zu verstehen wäre falsch bis gefährlich.

Der wesentliche Unterschied liegt in der Wirkungsweise und damit im Behandlungsziel: Die biologische Ganzheitstherapie – Phytotherapie, alle auch pflanzliche Stoffe einsetzenden natur-

Biologische Wirkstoffe greifen häufig anders in das Regelwerk des Organismus ein als synthetische.

heilkundlichen Behandlungsweisen (z.B. Homöopathie, Spagyrik) und Verfahrensweisen, die ohne Arzneimittel therapieren (z.B. Kneipptherapie) – will neben der Erstlinderung der Symptomatik **vor allem die Ursachen einer Erkrankung heilen**. Biologische Wirkstoffe greifen also vielfach ganz anders in das Regelwerk des Organismus ein als die synthetischen Medikamente der Schulmedizin, die das vordergründige Leiden „dämpfen" wollen und zur (vorschnellen) Freude des Patienten in der Regel auch können. Macht man sich also dieses Ziel und die dafür notwendige tiefgreifende Wirkung eines ganzheitlich-naturheilkundlichen Therapeutikums klar, wird auch dem Laien ersichtlich, daß die in Gang gesetzten Mechanismen sorgfältig überwacht werden müssen.

Die Einschätzung über Sinn und Zweck einer in das gesamte Regelwerk des Organismus eingreifenden Therapie geht vor allem zwischen den Vertretern reiner Allopathie und denen der reinen Naturheilkunde teilweise kraß auseinander.

So wird beispielsweise der Homöopath die Mistel als das ganz speziell für Sie richtige Homöopathikum auswählen, während der schulmedizinisch orientierte Internist um die Ecke es für blanken „Unsinn" hält, ihre Schwindelgefühle und Sehbeschwerden mit Viscum album D 6 zu behandeln. Vielleicht verschreibt er Ihnen Augentropfen, ein Kreislaufmittel, leitet auch Untersuchungsverfahren beim Spezialisten ein und mag durchaus auch zu seinem Ziel kommen – nämlich ihre Symptomatik zu beheben.

Vielleicht dachten Sie sich aber: Warum nicht sowohl als auch? Täglich ein paar Tropfen vom Mistelpräparat können ja nicht schaden! Doch welcher Heilauffassung, welchem Präparat schreiben sie den Erfolg zu? Allem, keinem, nur Ihrer gesunden Natur? Sie sehen, obwohl sich gerade im Falle der Mistel genauso zuverlässige Untersuchungsergebnisse über ihre therapeutische Wirksamkeit vorweisen lassen wie bei den Ihnen verordneten allopathischen Augentropfen und Kreislaufmitteln, ist die Frage nicht geklärt, wie ernstzunehmend die Mistel als Heilpflanze ist.

Die Mistel in der Medizin

> **Wichtig**
>
> Die Entscheidung, welcher „Medizin" Sie sich anvertrauen, liegt letztlich bei Ihnen, denn ohne Vertrauen in den Behandlungsplan Ihres Arztes wird der Erfolg zumindest sehr erschwert werden.

Ratgeber wie der vorliegende können und wollen daher auch nicht mehr und nicht weniger, als den Leser von verschiedensten Perspektiven aus mit den speziellen Möglichkeiten und auch Grenzen eines Heilpräparats bekannt machen. Gesundheitsratgeber wollen natürlich auch in die Lage versetzen, sich „selbst zu helfen". Der Gang in die Apotheke fällt nun mal viel leichter als der zum Therapeuten. Beim Drogisten findet man zweifellos in der Mehrzahl auch fachlich-sachlich fundierte Beratung. Doch es gilt zu bedenken, daß er eben nur eine Momentaufnahme des Menschen – eben die aktuellen Beschwerden – erfährt und daß oftmals komplexe Krankengeschichten, sofern sie den Betroffenen überhaupt selbst bekannt beziehungsweise bewußt sind, unerwähnt bleiben. Sicherlich ist es weitestgehend risikofrei – abgesehen einmal davon, daß vielleicht unbekannte Allergien gegenüber chemischen Wirkstoffen bestehen können –, sich ohne ärztliche Begleitung irgendein Mittel gegen leichte Befindlichkeitsstörungen wie Schnupfen, Magen-Darm-Verstimmung, Prellungen oder Hautschürfungen in der Apotheke zu besorgen und damit eine Selbstbehandlung durchzuführen; aber schon bei den vielen nicht (mehr) verschreibungspflichtigen Schmerz- oder Schlafmitteln und deren oft viel zu langer, zu hoher und unkontrollierter Einnahme wird die Sache bedenklich – auch wenn der Apotheker von seiner Sicht her bestmöglich informiert hat! Anfänglich unerhebliche Nebenwirkungen können über lange Sicht zu gesundheitlichen Schäden mit fatalen Folgen führen.

Die Eigenbehandlung bei leichten Befindlichkeitsstörungen ist weitgehend risikofrei.

Dieser Ratgeber möchte jedoch alles andere erreichen, als den Leser von einem selbstverantwortlichen, auch mutigen Umgehen mit der eigenen Gesundheit abzuhalten. Alle möglichen

Anwendungen der Mistel, die Sie in diesem Buch finden, sollen in aller erster Linie Grundwissen vermitteln; damit sind Sie in der Lage, den „richtigen Therapeuten zu finden beziehungsweise gezielte Fragen zu stellen und eben nicht als „unmündiger Patient„ alles über sich ergehen zu lassen. Nehmen Sie also die nachfolgenden Informationen als Hilfe, sich – eingedenk des Indikationsspektrums der Mistel – im physischen wie psychischen Bereich fachlich fundierte und für Sie ganz persönlich überzeugende therapeutische Beratung zu holen.

Nicht Gegner, sondern Partner der Schulmedizin

> Nach der Ganzheitsmedizin gilt eine Krankheit nur dann als geheilt, wenn der Kurzschluß im System behoben ist.

Ganzheitsmedizin steht nicht nur für die Sichtweise von Krankheit, Ursache und Heilung, sondern auch für den Blick des Spezialisten über die eigene Nase hinaus zu Kollegen und ihren Möglichkeiten, dem Patienten zu helfen. Ganzheitsmedizin geht – im Gegensatz zum symptombehandelnden Ansatz der Schulmedizin – davon aus, daß eine Krankheit nur wirklich als geheilt zu betrachten ist, wenn über das sichtbare, fühlbare Symptom der eigentliche „Herd", also der „Kurzschluß im System" aufgedeckt und behoben worden ist. Diese tiefsitzende und oft weitreichende Störung kann sowohl physische als auch psychische Ursachen haben. Denn die Rückkopplung zwischen einem gesunden, abwehrstarken Organismus und der seelischen Befindlichkeit eines Menschen ist heute unbestritten.

Wichtig für eine Heilung von Grund auf ist also zunächst die Suche nach dem originären Schwachpunkt im System. Das Krankheitssymptom wird den Patienten natürlich zunächst zum entsprechenden Facharzt führen. Doch wie viele – unnötige! – Leidensgeschichten kennt man, da Menschen von einem Spezialisten zum anderen gehen, ohne wirkliche Hilfe zu erhalten. Im Gegenteil: Verunsichert pendeln sie dann oft zwischen Schulmedizin und „Wunderheilern" hin und her und haben verständlicherweise auch irgendwann nicht mehr die Geduld abzuwarten, bis beispielsweise eine homöopathische Therapie

Die Mistel in der Medizin

überhaupt greifen könnte. Diese deprimierenden Irrwege kann ein nicht in der Behandlungstheorie, sondern auch in der eigenen ärztlichen Ethik nach allen hilfreichen Seiten offener Therapeut seinem Patienten auf jeden Fall ersparen. Sollte er mit eigenen Erfahrungen und Möglichkeiten seiner ärztlichen Praxis nicht zu einer schlüssigen Diagnose kommen, wird er verantwortungsvollerweise einen Kollegen heranziehen. Nehmen wir an, Ihr Therapeut hat durch die verschiedenen diagnostischen Möglichkeiten die wahrscheinliche Ursache für ihre beispielsweise auffälligen diffusen Schmerzattacken gefunden, so wird er nun gemeinsam mit Ihnen einen umfassenden Behandlungsplan besprechen. Und hier ist es in der Regel nicht mit einem Präparat, einer Massage, Diät etc. getan. All diese Therapieformen werden eventuell Teil des Gesamtheilplans sein.

> **Wichtig**
>
> Kein verantwortungsvoller naturheilkundlich orientierter Therapeut wird sich sperren, im akuten Fall auch die unersetzbaren Möglichkeiten der Schulmedizin zu Hilfe zu nehmen. Viele hervorragende phytotherapeutische Präparate bilden zum Beispiel eine ganz wesentliche Unterstützung während und nach einem operativen Eingriff – ersetzen könnten sie ihn nie!

Und damit wären wir wieder bei der Mistel angelangt. Man verzeihe den Umweg über Prinzipielles, doch um Bedeutung und Möglichkeiten einer Misteltherapie richtig einzuordnen – das heißt, aus ihr auch keine „Wunderheilung" zu machen – ist die Skizzierung „echter Ganzheitsmedizin" ein Muß.

Die Mistel bietet sich durch die heute erwiesene Einwirkung auf die körpereigenen Abwehrkräfte nicht nur bei Krebserkrankungen als wichtiges Therapeutikum an. Doch die in Frage kommenden Indikationen für eine Misteltherapie sind, wie beschrieben, häufig in einem ursächlichen Gesamtkomplex zu sehen; die Gabe eines Mistelpräparats mag also oftmals die Behandlung begleiten, aber nicht der alleinige Weg sein.

Die Gabe eines Mistelpräparates sollte niemals der alleinige Behandlungsweg sein.

Die Mistel in der Anthroposophie

Die Wirkung der Mistel bei und gegen maligne (bösartige) Tumoren wurde erstmals von dem österreichischen Goetheforscher und Begründer der Anthroposophie *Rudolf Steiner* (1861–1925) vorgeschlagen. Seine gemeinsam mit der Züricher Ärztin *Ita Wegmann* entwickelte Anthroposophische Medizin verstand und versteht sich als „Erweiterung nach geisteswissenschaftlichen Erkenntnissen". Körper-, Seele- und Geistwesen bilden in der Philosophie *Steiners* und damit auch in seinem medizinischen Ansatz eine untrennbare Einheit.

> **Wichtig**
>
> Die Verbindung des Menschen zu seiner rein geistigen, höheren Existenz ist nach anthroposophischer Auffassung Grundlage wirklicher Gesundheit von Seele und Körper.

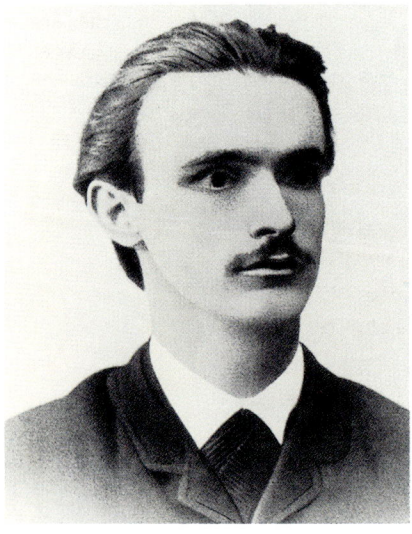

Rudolf Steiner – der Begründer der anthroposophischen Medizin

Viele Bausteine der anthroposophischen Medizin fließen heute in andere, ebenfalls ganzheitlich ausgerichtete Therapieansätze ein. Das Eingehen auf das anthroposophische Welt- und Menschenbild würde hier zu weit führen. Nur soviel: Auch *Steiner* forderte stets den mündigen Patienten, war nie „Guru", weder für seine Mitstreiter noch für Patienten, die sich seiner auf und um die Mistel aufbauenden Medizin anvertrauten. Die Auseinandersetzung mit *Steiners* „kosmischen Bild vom Sein aller Lebensformen" mag jedoch dem einen oder anderen geistige Türen öffnen zu einem neuen Verständnis von Krankheit (und Gesundheit), von Schmerz und Angst, von einem lebenswerten Leben trotz, vielleicht sogar durch eine Krankheit.

Steiner prophezeite als Erster der Mistel einen zentralen Stellenwert in der Heilung von Krebserkrankungen; er ahnte in ihr eine Alternative zu konventionellen Verfahren, sollte es gelingen, mit ihr gezielte fiebrige Reaktionen des Körpers auszulösen. Er selbst beschrieb seine Erkenntniswege als „Imagination, Inspiration und Intuition", doch längst ist heute bekannt, daß die körpereigene Abwehr unter anderem über entzündliche, sprich fiebrige Prozesse abläuft. So wurde bei vielen Patienten ein Rückgang des Tumorwachstums unter starken Fieberattacken beobachtet; Untersuchungen haben auch ergeben, daß viele Krebspatienten vor Ausbruch der Krankheit seit Jahren nicht mehr mit Fieber auf Infekte wie Grippe etc. reagiert hatten.

Das erste Mistel-Krebstherapeutikum wurde unter der Ägide *Ita Wegmanns* 1917 nach den genauen Angaben (spezielle Erntezeiten, Mischverfahren etc.) *Steiners* hergestellt: Iscar wurde der Vorläufer für die heutigen Iscador-Präparate sowie in der Folge für vier weitere nach anthroposophischen Gesichtspunkten, jedoch unterschiedlichen Herstellungsverfahren gewonnenen Misteltherapeutika:

- Iscunin-Präparate der WALA-Heilmittel GmbH
- Abnobaviscum (Abnoba Heilmittel GmbH)
- Isorel von der Novipharm Austria GmbH, in Deutschland als Vysorel zugelassen
- Helixor von der HELIXOR-Heilmittel GmbH & Co.
- Lektinol (Madaus AG)

„Anthroposophische" Mistelpräparate

Die anthroposophische Medizin wird – besonders, wenn sie sich auf die Mistelbehandlung von Krebspatienten konzentriert – niemals nur eine medikamentöse Therapie sein. Nicht nur, aber gerade die Anthroposophie-Heilkunde betrachtet „den Krebs" (der ja seinerseits vielfältige Beschwerden nach sich zieht) lediglich als „Symptom" einer tiefgreifenden inneren und zumeist (auch) seelischen Störung.

Nun wirkt zwar die Mistel schon sehr umfassend auf den Organismus und auch auf die psychische Verfassung des Patienten ein, doch je schwerer das Krankheitssymptom ist, desto tiefer liegen auch die Anfänge der Erkrankung. Selbst als „geheilt" entlassene Krebspatienten haben nach Auffassung der anthroposophischen Heilkunde „nur" das Tumorgeschehen überwunden; der eigentliche Feind sitz jedoch wahrscheinlich noch in ihnen: in ihrem Denken und Fühlen, in ihrer gesamten Lebensweise und Lebenssicht. Und ihn gilt es erstmal überhaupt zu erkennen und Schritt für Schritt zu zähmen, um einen Rückfall zu vermeiden – oder aber, wenn das Symptom Krebs nicht mehr zu kurieren ist, dennoch ein möglichst langes, schmerzfreies und „zufriedenes" Leben zu führen.

> **Wichtig**
>
> Krankheit zehrt an den Kräften, aber sie setzt auch mentale und psychische Kräfte frei.

Eltern haben dies vielleicht schon bei ihren Kindern beobachtet, die nach einer der gängigen Kinderkrankheiten plötzlich einen deutlichen Entwicklungsschub getan haben. Auch den Erwachsenen bringt eine einschneidende Erkrankung dazu, sein Leben neu zu betrachten. Und diesen Weg ins unbekannte Innere will die anthroposophische Medizin mit verschiedenen psychotherapeutischen Angeboten (solch eine Therapie kann nur wirken, wenn der Patient sie freiwillig angeht) unterstützen.

„Kunst als Therapie" ist ein Motto der Lucas-Klinik in Arlesheim. Hier werden die Patienten körperlich wie seelisch betreut, gepflegt und zum selbstverantwortlichen Leben nach der Langzeitbehandlung angeleitet. Dabei werden notwendige Maßnahmen der Schulmedizin selbstverständlich stets in die Behandlung mit einbezogen.

> **Beachten Sie**
>
> Die Mistel, diese eigenartige, eigenwillige und so vielseitig und scheinbar konträr wirkende Heilpflanze, ist nicht nur ein zentrales Präparat in der anthroposophischen Medizin, sondern ein passendes Sinnbild für deren umfassendes Behandlungskonzept.

Lassen Sie uns zur Verdeutlichung der geistes- und naturwissenschaftlichen „Heilidee" *Rudolf Steiners* ein paar Zeilen eines wissenschaftlichen Mitarbeiters am Institut Hiscia zitieren: „... Es ist, als fürchte die Mistel, schwindelig zu werden in diesem ausgelassenen Spiel des Lichts mit den Blättern. Und so verharrt sie auf der Stufe der Entwicklung, die im normalen Entwicklungsgang der höheren Pflanzen den Keimlingen entspricht. Es erscheint die Mistel (...) als ein noch junges Kind unter den Pflanzen. Wohl hat sie alle Organe mit auf den Weg bekommen, die eine Pflanze braucht, um zu wachsen, zu blühen, zu fruchten und Samen zu bilden. Sie besitzt alle Anlagen, um wurzelhaft in die Tiefe vorzudringen. Doch sie gebraucht ihre Möglichkeiten nur zögernd. Kaum hat sie einen ersten Schritt in ihr Leben gewagt, verliert sie allen Lebensmut und zieht sich in ihr Inneres zurück ..."

Ein ganz ähnliches Bild ergibt manche Patientengeschichte. Auch der Krebskranke hat irgendwann, und oft sehr früh, in seinem Leben den Mut verloren, seine Möglichkeiten zu nutzen und ins Leben zu gehen. Und hier liegt eventuell die eigentliche Krankheit. An diese Weggabelung will das anthroposophische Konzept den Patienten zurückführen und ihm Mut machen, diesmal den „anderen" Pfad zu beschreiten.

Wenn man es ohne spezielle anthroposophische Begriffe beschreibt, klingt es gar nicht so viel anders, als Ihnen auch manch ein Psychologe oder Ihr lebenserfahrener Hausarzt den Weg nach vorne zeigen würde, oder? Die Beurteilung der anthroposophischen Medizin gleitet allzuoft in Vorurteile ab. Auf jeden Fall sollte man die von sehr „bodenständigen" Wissenschaftlern und praktizierenden Ärzten, Psychotherapeuten und Pflegepersonal erarbeitete und ausgeführte Medizin auch einmal getrennt von dem sicherlich vielen Menschen zu „abgehobenen" Überbau der Steinerschen Lehre an sich heranlassen.

> Gehen Sie ohne Vorurteile an die Grundsätze der anthroposophischen Medizin heran.

Und natürlich gilt das bisher Geschilderte nicht nur für die Krebstherapie. Jede Krankheit kann einen für eine Weile aus der Bahn werfen. Wie steht es beispielsweise mit dem immer einsatzfähigen Manager? „Was man will, das kann man", war sein

Motto – und es klappte solange, bis der Körper irgendwann streikte. Er mag sich „einfach" mit diffusen Symptomen wie Müdigkeit, Konzentrationsmangel, Schlafstörungen (kein Gegensatz zur Müdigkeit!), Kopfschmerzen gegen den über Jahrzehnte mitgemachten Streß wehren. „Gönnen Sie sich etwas Ruhe", raten die „ratlosen" Ärzte. Doch eben diese Therapie stürzt einen Menschen, dem Arbeit Selbstverständlichkeit, ja oft Droge gewesen ist, eventuell in eine schwere seelische Krise.

Eine begleitende Misteltherapie stärkt die Abwehrkräfte und löst seelische Blockaden.

Ein für anthroposophische Gedankengänge offener Therapeut wird in solch einem Fall sicherlich auch über eine **begleitende Misteltherapie** nachdenken. Zum einen, um die allgemeinen Abwehrkräfte des Patienten zu stärken, auch weil die Mistel gezielte Hilfe bei schmerzhaften oder rheumatischen Symptomen sein kann. Vor allem aber, weil sie eine Hilfe darstellt, um den seelischen „Knoten" zu lösen, die Blockaden zwischen Kopf und Gefühl aufzubrechen, den Patienten wieder neuen Lebensmut finden zu lassen. Denn Müdigkeit und Schlafstörungen haben viel seltener physische als psychische Ursachen. Und in diesem „Fallbeispiel können zusätzliche (psycho-)therapeutische Hilfen sinnvoll sein. Und noch eins: Man muß kein „Manager" sein, um das Leben über der Arbeit zu vernachlässigen. Wie viele Frauen reiben sich im Haushalt und den Sorgen um und mit der Familie auf? Und nicht unbedingt, weil es objektive Notwendigkeit wäre oder die Familie es ihnen dankt, sondern weil sie selbst aus ihrem eigenen, anerzogenen und antrainierten Verhalten nicht mehr herausfinden, bis der Körper sie dazu zwingt.

Sollten Sie sich von diesen vereinfachten Fallbeispielen angesprochen fühlen, heißt das nicht unbedingt, daß Sie sich nur einem anthroposophischen Arzt anvertrauen könnten. Auch Therapeuten der nachstehend beschriebenen naturheilkundlichen Ansätze werden auf den Gesamtkomplex Ihrer „gesundheitlichen Störung" eingehen. Sie selbst können ohne weiteres nachfragen, was von einer unterstützenden Mistelbehandlung in Ihrem Fall zu halten ist.

> Ganz egal, um welche Beschwerden es sich in Ihrem Fall handelt:
> - Sehen Sie den Therapeuten als Partner an.
> - Fordern Sie ihn mit gezielten Fragen.
> - Sagen Sie ihm, zu welchen Therapiemaßnahmen Sie eher Zugang finden und welche Sie lieber nicht anwenden möchten.
> - Beschönigen Sie Ihren Zustand nicht – selbst der beste Diagnostiker kann nicht in alle Ecken Ihres Körpers und Ihrer Seele sehen.

Tip

Die Mistel in der Homöopathie

Heilpflanzen und Homöopathie stehen in einem ganz besonders engen Verhältnis; Grund genug, diese naturheilkundlich orientierte Therapieform zunächst mit ihren Hintergründen und Prinzipien vorzustellen, bevor wir auf das homöopathische Therapeutikum *Viscum album* und seine spezifischen Anwendungsformen eingehen.

Das Prinzip der Homöopathie läßt sich schon vom Namen her ableiten (gr. homoios bedeutet ähnlich, gr. pathes kann mit leidend oder empfindend übersetzt werden). Dahinter steht der **Leitsatz der Homöopathie**:

> Ähnliches möge mit Ähnlichem geheilt werden
> (similia similibus curentur!).

Leitsatz der Homöopathie

Christian Friedrich Samuel Hahnemann, der Begründer dieser Heilmethode, wurde 1755 in Meißen geboren und starb 1843 in Paris. Er entwickelte seine „Idee" zunächst aus Beobachtungen, zu denen allerdings sein fundiertes heilkundliches und botanisches Wissen kam. Doch verließ er sich bei seiner Behandlung nicht auf das „Ausprobieren" von möglicherweise hilfreichen Kuren, sondern prüfte die Wirkung einer Pflanze oder einer tierischen oder mineralische Substanz zunächst eingehend am gesunden Menschen, und zwar an sich selbst, aber auch seine Schüler stellten sich selbstlos zur Verfügung.

Die körperlichen Reaktionen auf einen bestimmten Stoff bei ganz bestimmter Darreichungsform und Menge wurde genau festgehalten. Er widmete sein Leben der Erstellung dieser **Arzneimittelbilder** (AMB), und nach seinem Tod wurde die Stoffprüfung von seinen Schülern und bis in unsere Zeit weiter verfolgt. *Hahnemann* probierte circa 100 pflanzliche und mineralische Drogen an sich selbst aus; diese Arzneimittelbilder (AMB) sind bis heute auf über 1000 erweitert worden.

Die Arzeimittelbilder sind jedoch bei aller Sorgfalt lediglich ein Gerüst für den behandelnden Arzt. So mag ein erfahrungsgemäß in 90 Prozent der Fälle wirkendes Heilmittel gerade bei diesem einen Patienten nicht ansprechen beziehungsweise zu starke Reaktionen hervorrufen. (Eine sogenannte „Erstverschlechterung ist im übrigen erwünscht, da sie zeigt, daß der Körper auf das Medikament anspricht.) Der Homöopath muß also versuchen, seinen Patienten so gut wie möglich über eine umfassende Anamnese „kennenzulernen". Ob Hoch- oder Niedrigpotenzen verabreicht werden, ist größtenteils Überzeugungssache des einzelnen Therapeuten. Der puristische Homöopath wird jedoch in der Regel auf ein **Monopräparat** schwören. In der Naturheilkunde werden heute aber häufig auch **Komplexmittel** verabreicht; zum einen in der berechtigten Annahme, durch das breitere Spektrum der Inhaltsstoffe eher „ins Schwarze zu treffen", zum anderen haben bestimmte Stoffkombinationen auch oft eine stärkere Wirkung als der isolierte Inhaltsstoff. Dies trifft sich mit der Überzeugung der Phytotherapeuten, die das von der Natur vorgegebene Stoffgemisch einer oder auch mehrerer Pflanzen nutzen.

Die Homöopathie ist sicher auf der einen Seite eine „Erfahrungs"-Medizin, die jedoch im Grunde wie die Schulmedizin auf die Postulate „nachweisbar und reproduzierbar" aufsetzt. Bevor ein Arzneimittelbild anerkannt ist, müssen die Reaktionen eines gesunden Organismus auf spezielle natürliche Stoffe wirklich gesichert sein. *Hahnemann* war aber nicht nur mit sei-

---

Marginalien:

Das Arzneimittelbild gibt die körperliche Reaktion auf einen bestimmten Stoff wider.

Monopräparate und Komplexmittel haben verschiedene Vor- und Nachteile.

nem „methodischen" Vorgehen, sondern überhaupt mit seiner Auffassung von Gesundheit und Krankheit Vorreiter. Denn schon er vertrat, daß sich alle gesundheitlichen Beschwerden letztlich auf Stoffwechselstörungen zurückführen ließen. Jedes Krankheitssymptom liefert dem Heilkundigen demnach wichtige Hinweise, wo es im internen Netzwerk des Organismus klemmt.

Wichtig

> Nach *Hahnemann* macht sich ein und dieselbe Erkrankung bei jedem Menschen anders bemerkbar, da jeder Mensch ganz individuelle körperliche und psychische Voraussetzungen mitbringt. Deshalb muß ein Patient immer in seiner organischen und seelischen Gesamtheit erkannt werden, und zwar sowohl zum Zeitpunkt des Krankheitsgeschehens wie in der Vergangenheit.

Hahnemann ging es – und die gesamte ganzheitliche Heilkunde folgte ihm hierin – nicht „nur" um die Linderung oder Heilung einer akuten Erkrankung, er wollte den „ganzen" Menschen heilen. Die Homöopathie sucht also nicht nach der geeigneten Heilpflanze (dem richtigen mineralischen, tierischen oder auch synthetischen Heilstoff) für ein bestimmtes Krankheitsbild, sondern nach dem einen passenden Medikament für den „einzigartigen" Patienten.

Rückblickend sehen wir, welch einschneidenden Schritt für die Heilkunde der Neuzeit *Hahnemanns* Methode darstellte. Sicherlich wirkten auch die intuitiv verabreichten Naturstoffe und Kräuter der Volksmedizin, aber nun endlich war es möglich, ganz gezielt zu medikamentieren: Zunächst bewiesen *Hahnemanns* Selbstversuche, daß jede Droge beispielsweise ganz eigene Schmerzformen (brennend, stechend, dumpf, ziehend etc.) und Lokalisationen hervorrief; interessant war auch, ob Hitze- oder Kälteempfindungen den Schmerz begleiteten und zu welcher Tageszeit er besonders heftig war. *Hahnemann* schloß nun aufgrund vielfältiger Beobachtungen, daß das Mittel, welches in hoher Dosierung einen bestimmten Schmerz auslöst, in geringster Menge eine diesem Schmerzbild ähnliche Krankheit günstig beeinflussen müsse. Je ähnlicher sich Arzneimittelbild und Krankheitssymptom waren, so sein Postulat, um so größer war die Chance, mit der dem AMB entsprechenden Arznei zu heilen (siehe auch Seite 61).

Beachten Sie

> Etliche Krankenkassen übernehmen inzwischen die anfallenden Kosten für homöopathische Mittel.

An dieser Stelle sollte noch ein weitere Wegbereiter der Ganzheitsmedizin genannt werden: *Hans-Heinrich Reckeweg* (1905–1985) erweiterte *Hahnemanns* Methode mit seiner „Lehre von den Menschen-Giften". Die **Homotoxikologie** teilt die Abwehrprozesse des Organismus gegen endogene (von innen kommende) und exogene (von außen eindringende) schädliche Fremdstoffe in sechs Phasen ein:

Die ersten drei Immunvarianten gehören in das „gesunde" Lager; hier ist der Körper noch in der Lage beziehungsweise wieder in die Lage zu versetzen, sich von den Giften zu befreien. Danach kippt das Krankheitsgeschehen ins Pathologische; Reckeweg nannte es den „Goldenen Schnitt": In den weiteren Phasen beschreibt er die Folgen eines nicht mehr funktionierenden Immunsystems. Der Körper kann sich nicht mehr „reinigen", die zerstörerischen Gifte werden abgelagert statt ausgeschieden, es kommt zu ersten Formen zellulärer Entartungen.

Beispiel Krebserkrankung

Jeder Mensch hat tausende von Krebszellen in sich; doch solange die Abwehr funktioniert, werden die befallenen Zellen eliminiert, bevor sie ihr Umfeld zerstören können. Doch wenn die Selbstheilungskräfte beispielsweise aufgrund von physischen und/oder psychischen Dauerbelastungen oder durch falsche Ernährung nicht mehr stark genug sind, bekommt der Krebs seine Chance.

Die Misteltherapie hat in allen Phasen vor und nach dem „Wendepunkt" ihre Bedeutung. Sie kann stets – und nicht nur im Hinblick auf eine Krebserkrankung – Prophylaxe, begleitende Akuttherapie, Nachbehandlung und Langzeittherapeutikum sein.

Arzneimittelbild (AMB) der Mistel

Die Mistel hat eindeutige Organspezifität zum Zentralnervensystem (ZNS), dem vegetativen Nervensystem (NS) und besonders zum Vagus-Nerven, ferner auch zur Gebärmutter (Uterus), zu den Bronchien und den Gelenken – und somit auch zu entsprechenden Krebserkrankungen. Folgende Symptome stehen im Vordergrund:

- Blutfülle und Blutandrang im Gehirn/Kopf (zerebrale Kongestionen) mit Schwindelzuständen, Verdrießlichkeit, innerlicher Unruhe, Kopfschmerzen, schlechtem Schlaf mit unruhigen Träumen
- Herzklopfen, Herzdruck, Herzstolpern
- Krampfhusten mit viel Schleimrasseln in den Bronchien
- Krampf im Kehlkopfbereich
- Asthmatische Zustände
- Magendruck und Übelkeit
- Periodenbeschwerden (zu frühes und zu starkes Einsetzen)
- Extreme Müdigkeit
- Rheumatische Schmerzen in Beinen und Gelenken
- Nervöse Reaktionen (die Glieder können nicht still gehalten werden; zuckende Bewegungen fallen auf)
- Verschlimmerung der Beschwerden abends und nachts und ihre Besserung nach Schweißausbruch

Symptome

Aus diesem Reaktionsspektrum eines gesunden Menschen auf die Wirkstoffe der Mistel ergeben sich für den Homöopathen folgende (**Haupt-)Indikationsgebiete**:

- Arteriosklerotisch-bedingter und essentieller Bluthochdruck (Hypertonus)
- Gefäßverkalkung (Arteriosklerose)

Anwendung

- Schlaganfall (Apoplexie)
- Gehirngefäßsklerose (Zerebralsklerose)
- Epilepsie (zerebrales Anfallsleiden)
- Asthma bronchiale
- Verlängerte Periodenblutung mit zu starker Blutung und auch mit Schmerzen
- Arthrosen
- Muskelhartspann (Myalgie)
- Embolie- und Thromboseneigung
- Leichte Erhöhung des Cholesterins
- Verschiedene Krebsleiden

Die Vorgaben für eine Misteltherapie sind in Homöopathie und Spagyrik weitgehend gleich.

Die meisten der hier aufgeführten Beschwerden und Erkrankungen werden Sie auch als Indikationen für andere naturheilkundliche Therapieansätze wiederfinden. Dennoch gibt es wesentliche Unterschiede, wie, warum und mit welchem Schwerpunkt im gesamten Behandlungsplan die Mistel eingesetzt wird.

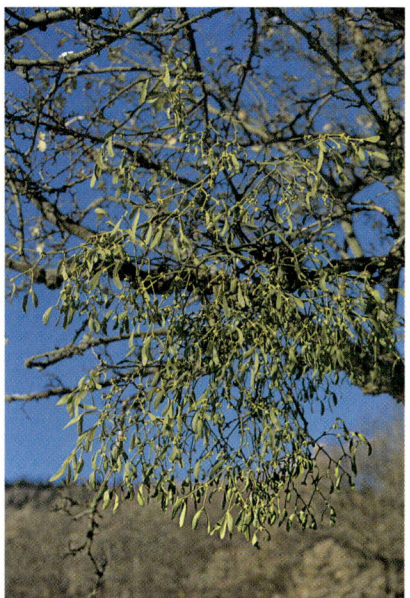

Die Mistel in der Spagyrik

Vieles überschneidet sich oder gleicht sich in der spagyrischen und der homöopathischen Heilpraxis, doch schon um ein einigermaßen abgerundetes Bild der ganzheitlichen Heilkunde zu vermitteln, ist es interessant, auch diese alte „Kunst" vorzustellen.

Die Spagyrik beschreibt das **„Mittelbild" der Viscum album:**

„Blutandrang zum Hirn mit Schwindel. Patient ist mürrisch und verdrießlich. Kopfschmerzen. Schlechter Schlaf wegen unruhiger Träume. Gefühl, als ob die Schädeldecke hochgehoben würde. Gesichtsmuskeln ständig in Bewegung. Bluthochdruck. Krampfhusten mit Schleimrasseln in den Bronchien. Erstickungsgefühle beim

Liegen auf der linken Seite. Asthma in Verbindung mit Rheuma und Gicht. Magendruck und Übelkeit. Schmerzen am linken Eierstock. Rheumatismus mit reißenden Schmerzen. Brennende Hitze von den Füßen bis zum Kopf. Besserung nach Schweißausbruch. Verschlimmerung abends, nachts, im Winter, bei kaltem Wetter, im Bett und beim Bewegung."

Als **Wirkungsbereich** wird beschrieben:
- Nervensysteme
- Atemwege
- Gelenke

> Wirkungsbereich

Und zur **Dosierung** heißt es: „4mal täglich 10 Tropfen der spagyrischen Essenz."

> Dosierung

In weiten Teilen sind die Vorgaben für eine Therapie in der Homöopathie und in der Spagyrik tatsächlich deckungsgleich. Und doch liegen Jahrhunderte zwischen der Entwicklung beider Methoden: Die Spagyrik reicht bis weit in vorchristliche Zeit zurück. So fügt sich der Begriff auch aus dem altgriechischen Wörtern für „trennen, lösen, schneiden" und „binden, vereinigen" zusammen. Es galt also, die inneren, auch geistigen Kräfte der Heilpflanze zu lösen, aufzuschließen und mit den im Körper wirkenden gesunden Kräften zu verbinden.

> Die Spagyrik reicht bis in die vorchristliche Zeit zurück.

Die sich im Mittelalter entwickelnde Alchemie wurde nicht umsonst auch „Spagyria" genannt, ging es doch auch hier um ein Erschließen des Unsichtbaren in der Natur. Dem Arzt *Theophrast von Hohenheim* (1493–1541), den meisten besser bekannt unter dem Namen *Paracelsus*, ist es zu verdanken, daß die Kunst der Spagyrik in eine methodische Heilkunde eingebunden wurde. Auch *Paracelsus* verstand, wie später *Hahnemann*, und im weiteren Sinne auch die Anthroposophische Heilkunde Arznei als eine geistige Kraft:

„Das, was wir sehen, ist nicht die Arznei, sondern der Corpus, darinnen sie liegt; denn die Arcana (Geheimnisse) der Elemente sind unsichtbar."

Diese nichtmaterielle Kraft der Arznei – in hochpotenzierten Homöopathika ist die Stofflichkeit der Pflanzensubstanzen in der Tat nicht mehr chemisch nachweisbar, trotzdem lösen sie teilweise stärkere Erstreaktionen aus als Niederpotenzen – läßt viele Schulmediziner noch immer skeptisch abwinken. Doch was mit unseren Methoden nicht erkennbar ist, muß noch lange nicht Einbildung sein.

Unterschiede zwischen Spagyrik und Homöopathie

Die Spagyrik ist auf die „hochwertigen" Symptome ausgerichtet.

In der Homöopathie unterscheidet man zwischen „hochwertigen" und „geringwertigen" Symptomen. Hochwertig sind all die körperlichen Reaktionen auf einen Naturstoff oder ein Stoffgemisch, wie es in jeder Pflanze vorgegeben ist, die bei der überwiegenden Zahl der gesunden Versuchspersonen zu verzeichnen sind. Sie werden entsprechend ins Arzneimittelbild aufgenommen. Und **nur** auf diese Symptomatik bezieht sich die Spagyrik in der Wahl des richtigen Arzneimittels. Die Homöopathie dagegen entscheidet zusätzlich nach den „geringwertigen", individuellen Begleiterscheinungen einzelner Beschwerden. Zum Beispiel: Tauchen die Magenschmerzen vor oder nach dem Essen auf? Ist dem Patient dabei eher heiß oder kalt?

Die Spagyrik arbeitet mit der reinen Essenz.

Ein weiter Unterschied beider Heilansätze liegt in der Aufbereitung der Droge. In der Spagyrik wird mit der reinen „Essenz" gearbeitet. Sie entspricht nach der speziellen spagyrischen Drogenverarbeitung aber bereits einer homöopathischen Verschüttung von 1:10.000, also D4. Einige Drogenstoffe wirken auf bestimmte Körperfunktionen allerdings so stark, daß sie auch in der spagyrischen Erschließung nur in Potenzen (bis zur 8. Potenz, die einer homöopathischen Verdünnung von 1:1 Billion entspricht) anzuwenden sind. Die Wahl der individuell richtigen Heilpflanze beziehungsweise des biologischen Stoffes mag sich in der spagyrischen und homöopathischen Praxis oft treffen, doch manchmal sind es in den Augen des Laien Kleinigkeiten, die aufgrund unterschiedlicher Arzneimittelbild-

Auswertung und Mittelzubereitung den Therapeuten zu einer anderen Ausgangsdroge greifen lassen.

Die Mistel in der Phytotherapie

Die Pflanzenheilkunde (Phytotherapie) ist eine rein medikamentöse Behandlungsform, wobei die Pflanzenpräparate in verschiedensten Aufbereitungen und sowohl innerlich wie äußerlich verabreicht zur Anwendung kommen. Es werden einzelne Pflanzen oder deren Teile wie auch Pflanzenmischungen verarbeitet. In einem Phytopharmakon mischen sich also verschiedenste Inhaltsstoffe, was in der Regel zu einer für dem Laien erstaunlichen therapeutischen Breite führt.

Nach heutigen Erkenntnissen läßt sich rund ein Drittel aller Krankheiten mit pflanzlichen Mitteln behandeln. Dabei macht es – wie fast immer in der Medizin – nicht die Menge des oder der Präparat(e)s aus, sondern die „maßgeschneiderte" Kombination der Inhaltsstoffe.

Für die Mistelpräparate in der Pflanzenheilkunde (wie für alle anderen) gelten die Vorschriften und Beschreibungen des schon genannten BfArM in Berlin und für diesen medizinischen bzw. arzneilichen Bereich die Kommission E, nachzulesen im Bundesanzeiger (Banz). Dabei reguliert der Band 228 vom 05. 12. 1984 als Monographie die Indikationen und Anwendungen für das Mistelkraut (das sind in der Phytologie die jungen Mistelzweige, mit Blätter und – im Gegensatz zur anthroposophischen und homöopathischen Zubereitung – **mit** den Beeren und Blüten = Visci albi herba); dieser wird ergänzt durch den Band 119 vom 29. 06. 1994 mit der Stoffcharakteristik des Mistelstengels (Visci albi stipides).

In der Pflanzenheilkunde kommen Mistelzweige, -blätter, -blüten und -beeren zur Anwendung.

Anwendungsgebiete für phytopharmazeutische Mistel-Arzneimittel

Mistelpräparate eignen sich besonders zur Behandlung wie zur Vorsorge bei Neigung und Disposition zu **Herz-Kreislauf-**

Mistelpräparate helfen bei Herz- und Gefäßleiden, Gelenkerkrankungen und vielen anderen Beschwerden.

Erkrankungen und **Gefäßleiden**, aber auch zur Langzeit-Gesunderhaltung der essentiellen Hypertonie (Bluthochdruck).

Auch bei Nieren-bedingter Hypertonie (renale Hypertonie), bei Arteriosklerose (bzw. deren Prävention) und zur Verhütung eines Schlaganfalls werden Mistel-Phytopharmaka verordnet. des weiteren zur allgemeinen Stärkung von Herz und Kreislauf und zur Unterstützung der Herzfunktion (auch begleitend bei „Digitalis-Medikation") und in leichten Fällen (auch hier präventiv und protektiv) von Herzmuskelschwäche (besonders sinnvoll bei ansonsten funktionstüchtigen „Altersherz"). Leichte Durchblutungsstörungen, beispielsweise in den Beinen können mit Mistel behandelt werden ebenso wie zerebrale (die Gehirndurchblutung betreffende) Durchblutungsstörungen und Fehlfunktionen des Vagus-Nerven wie „Schwere" der Beine, absterbende Finger, „Ameisenkribbeln", nervöse Schwindelanfälle und allgemeine Müdigkeit und Mattigkeit.

Schließlich stehen noch degenerative und entzündliche **Gelenkerkrankungen** (Arthrose, Arthritis) und Verschleißbeschwerden an der Wirbelsäule (WS-Syndrome im Alter), muskuläre Verspannungszustände (Myalgien), Muskelrheumatismus und Nervenschmerzen (Neuralgien) auf der Indikationsliste.

Beachten Sie

> Es sind verschiedenste phytopharmakologisch aufbereitete Mistelpräparate im Handel; der Therapeut, aber auch der Apotheker wird je nach Beschwerden zu unterschiedlichen Produkten raten, greifen Sie also nicht einfach selbst ins Regal.

Die Mistel in der Krebstherapie

In dieses Kapitel fließen selbstverständlich die vorab beschriebenen Heilauffassungen ein – ihre therapeutischen Wege sowie ihre übergeordnete Lebenssicht und Betrachtungen zu einem

„menschenwürdigen" Dasein, ob krank oder „scheinbar" gesund. Denn was wissen wir schon darüber, solange uns keine auffällige Symptomatik belästigt, was in unserem Körper vorgeht, wie fit die Abwehrkräfte sind und wie stabil das seelische Gleichgewicht ist? Oft merkt man erst über eine unvorhergesehene „Streßsituation" in der Arbeit, privat, aufgrund eines Unfalls oder einer schlechten Nachricht, wie sehr der „innere Haushalt" bereits strapaziert ist, wie schnell daher Körper und Psyche, die man doch immer für die reinsten Stehaufmännchen gehalten hat, aus dem Gleichgewicht geraten. Natürlich, jeder hat mal so ein Tief, das sich in Form einer Grippe oder einer „verschnupften" Stimmungslage ausdrückt. Doch wenn Sie häufiger in solche Löcher hineingeraten, sollten Sie es doch als **erste Warnsignale** nehmen. Seele wie Körper brauchen Zeit, wieder zu Kräften zu kommen, sonst wird der Level dessen, was sie verkraften, immer niedriger. Irgendwann reicht dann ein, einzeln genommen, kleiner Anlaß, um die Waage endgültig auf die falsche (kranke) Seite kippen zu lassen.

Genau dies passiert letztlich auch im Krebsgeschehen. Jeder Mensch hat entartete Zellen in sich, gegen die sich der gesunde Organismus jedoch ohne weiteres selbst wehren kann. Doch die tausendundeinte Zelle mag ihn überfordern, wenn er überarbeitet ist, vielleicht gerade an allen Fronten kämpfen muß. Und hier setzt bereits eine Möglichkeit der Misteltherapie ein, nämlich in der **gezielten Prophylaxe**.

Die Misteltherapie wird zur gezielten Prophylaxe von Krebserkrankungen eingesetzt.

Die Anwendung der Mistel in der biologischen Krebstherapie gewinnt heute zunehmend an Bedeutung und ist längst aus der eingegrenzten anthroposophischen Ecke herausgetreten. Schulmediziner nahmen die Krebstherapie *Steiners* nicht ganz ernst, Patienten war sie zu wenig greifbar, zu sehr „durchgeistigt". Doch was für die naturheilkundliche und ganzheitliche Onkologie seit *Steiners* „Intuition" vor rund 80 Jahren Selbstverständlichkeit ist, gewinnt nun endlich auch in immer größeren Kreisen der wissenschaftlichen Medizin und deren Onkologischen Zentren und Kliniken an Bedeutung: die Anwendung der Mistel in der Behandlung von Krebserkrankungen. Und dies nicht nur mehr bei sogenannten „austherapierten" Kranken – also als Ultima ratio, wenn die übrige Schulmedizin keinen Erfolg erbracht hat!

Zehn Millionen Krebskranke weltweit – allein in Deutschland erkranken jährlich etwa 250000 Menschen neu an Krebs und ca. 225000 sterben direkt oder mittelbar an diesem Leiden – müßten Grund genug sein, bestehende Hemmschwellen zu der einen oder anderen Krebstherapie (zumal einer seriösen und gesicherten wie der Misteltherapie!) zu überwinden.

Beachten Sie

> Ohne näher auf die verschiedenen Krebsformen eingehen zu wollen, muß aber hier eines klar gesagt werden: Etliche bösartige Tumoren lassen sich wirkungsvoll mit den Möglichkeiten der Schulmedizin (Operation, Strahlentherapie, Tumor-hemmende chemische Mittel und Hormone) behandeln. Oft sind dies im akuten Fall die einzig lebensrettenden Maßnahmen.

Ist die Therapie mit Misteln also doch eine „Außenseiter-Therapie"? Nein!

Dazu einige Bemerkungen: Oftmals wird der Krebs erst entdeckt und diagnostiziert (zumeist als Zufallsbefund), wenn er bereits sehr weit fortgeschritten ist, das heißt, wenn bereits Metastasen (Tochtergeschwülste, die sich auf dem Blut- oder Lymphweg vom Ursprungsherd ausgebreitet haben) vorliegen und daher eine Operation nicht mehr möglich oder sinnvoll ist. Außerdem sprechen einige Krebsformen nicht auf Strahlen an. Und nicht zu vergessen: Der Kranke lehnt vielleicht eine Behandlung mit chemischen Krebsmitteln und Hormonen ab – und trotz aller ärztlichen Beratungskünste ist und bleibt der mündige Kranke auch bei dieser schweren Krankheit der „Souverän" seiner Behandlung. Dann kann und darf dies doch nicht heißen, daß nun keine weitere und andere Behandlung überhaupt möglich oder vorhanden ist! Im Klartext: Eine Krebstherapie kann und darf sich nicht reduzieren und konzentrieren auf eine schulmedizinische Behandlung!

Krebstherapie muß immer heißen, alle Möglichkeiten der wissenschaftlichen und naturheilkundlichen (seriösen) Medizin auszuloten und im Rahmen eines individuellen Gesamtbehandlungsplanes integrativ, synergistisch und symbiotisch zur Anwendung zu bringen!

Sinnvoll und gut kombinieren läßt sich die Mistelbehandlung je nach individuellen Anforderungen mit folgenden Präparaten bzw. begleitenden Therapieansätzen:
- Thymus-Präparate
- Enzyme
- Organ- und Zelllysate
- Mineralstoffe und Vitamine
- Leberschutz-Therapeutika (z. B. Mariendistel)
- Aminosäuren (z.B. als Multikapseln)
- Eigenblut, Ozon, SMT (= Sauerstoff-Mehrschritt-Therapie nach *Ardenne*)

Wichtig

- Krebstherapie ist immer mehr als eine reine Primärbehandlung. Daran muß sich unmittelbar eine Langzeitbehandlung anschließen, um Metastasen zu vermeiden und einem Rückfall ins alte Tumorgeschehen vorzubeugen (Rezidiv-Prophylaxe).
- Krebstherapie muß aber auch heißen: Weder Patient noch Therapeut dürfen vorzeitig resignieren. Und dies bedeutet nach heutigen Erkenntnissen: Beginnen Sie so früh wie möglich mit einer Misteltherapie!
- Die Mistel hat in der Krebstherapie einen wichtigen Stellenwert, aber sie darf nach Meinung der meisten ganzheitlich biologisch behandelnden Onkologen nicht das einzige Therapeutikum sein, da man sonst zu viele wichtige Hilfs- und Heilungsmöglichkeiten verschenken würde.

Anwendung von Infusions- und Injektionslösungen

Infusions- und Injektionslösungen dürfen anfangs nur vom Arzt verabreicht werden.

In der begleitenden und nachbehandelnden Krebstherapie kommen speziell Infusions- und Injektionslösungen zur Anwendung, die nur vom Arzt verabreicht werden dürfen. Eine orale Einnahme würde in diesen Fällen zu schwach wirken. Bei den Präparaten (verschiedener Hersteller) handelt es sich um einen fermentierten wäßrigen Auszug in verschiedenen Konzentrationen, bezogen auf den Gehalt an Lektinen; es werden Einzelampullen wie auch Serienpackungen angeboten.

Nach der Einleitungsphase kann der Patient sich in der Langzeittherapie ohne weiteres das Präparat selbst unter die Haut (subcutan) injizieren. Wichtig ist jedoch, das Dosis und Intervalle der Behandlung zunächst vorsichtig und stets individuell auf den Patienten eingestellt werden.

Folgende Untersuchungsschritte werden zu Beginn einer Misteltherapie und später in regelmäßigen Abständen anstehen:

Untersuchungen vor Behandlungsbeginn

- Wenige Tage vor dem eigentlichen Behandlungsbeginn wird zunächst eine Vortestung mit der schwächsten Konzentration vorgenommen. Auch eine zusätzliche Austestung auf Verträglichkeit mittels der EAV (Elektroakupunktur nach *Voll*) hat sich dabei bewährt.
- In der Anfangsphase wird man nun mit relativ geringen Mistelgaben beginnen. Zum einen um die Nebenwirkungen so gering wie möglich zu halten, vor allem jedoch, weil der Organismus mit seinen komplexen Mechanismen zunächst auf die Wirkstoffe der Mistel anders anspricht als nach einer gewissen Gewöhnungszeit.
- Nach einiger Zeit (auch dies ist individuell unterschiedlich) sind in der Regel höhere Dosierungen angezeigt. Die Hintergründe für diesen Behandlungsverlauf werden im folgenden Kapitel zur Immunologie erläutert (siehe Seite 77ff.).

Um einen exakten Einblick zu haben, wie der Patient auf die Therapie anspricht, wird der behandelnde Arzt regelmäßig folgende Werte überprüfen:

1. Verlangsamung und/oder Stillstand des Tumorwachstums
2. Besserung des Allgemeinzustandes
   Kommt es zu den erwarteten Reaktionen wie Appetit- und Gewichtszunahme, verbesserte Stoffwechselfunktionen, Normalisierung des Schlafrhythmus und einer generellen physischen wie auch seelischen Stabilisierung des Patienten?
3. Temperaturreaktion
   Wünschenswert wäre
   - ein Temperaturanstieg um ca. 0,5 °C wenige Stunden nach der Injektion
   - eine Anhebung des durchschnittlichen Temperaturniveaus
   - eine Steigerung der Tagesamplitude um mindestens 0,5 °C
   - Bei Tumorpatienten findet man normalerweise eine flache Fieberkurve vor; unter Einsatz von Mistelpräparaten sollte jedoch ein deutlicher Tagesrhythmus erkennbar sein.
4. Laborparameter, die sich aus dem Blutbild ergeben

Kontrollen während der Behandlung

Eine weitere wesentliche Überlegung für den Therapeuten ist, welches der verschiedenen Mistelpräparate er anwendet. Abgesehen von individuellen Kriterien – Gesamtkonstitution des Patienten, Stadium der Erkrankung, allergische Reaktionen, die sich aus dem Vorabtest ergaben – weiß man heute, daß die Wahl nicht nur abhängig von der Lokalisation des Tumors ist, sondern auch verschieden nach dem Geschlecht des Patienten ausfällt. Die Wirtsbaum-Vorgaben unterscheiden sich teilweise je nach Hersteller. Iscador-Präparate kommen zur Anwendung:

- **Viscum album mali** (Apfelbaummistel) – gekennzeichnet mit einem „M" nach dem Präparatenamen – bei Krebserkrankungen des gesamten Verdauungstrakts (von der Mundhöhle mit Zunge bis zum Enddarm); des gesamten Urogenitaltrakts (Nieren, Blase, Unterleib und Keimdrüsen), bei Brustkrebs (solange die Frau noch nicht in den Wechseljahren mit Ausbleiben der Periodenblutung ist), bei Schilddrüsen- und Kehlkopfkrebs und bei bösartigen Tumoren der Extremitäten.

Bei Frauen

Bei Frauen und Männern

- **Viscum album pini** (Kiefernmistel) – gekennzeichnet mit einem „P" – bei bösartigen Tumoren des Nasen-Rachen-Raumes, bei Hautkrebs und bei Erkrankung der Bronchien und Pleura (Lungen- und Rippenfell); außerdem bei Brustkrebs für Frauen nach der Menopause.

Bei Männern

- **Viscum album quercus** (Eichenmistel) – gekennzeichnet mit einem „Qu" – bei bösartigen Tumoren im Verdauungs- und Urogenitaltrakt, einschließlich der Keimdrüsen; bei Brustkrebs (zwar wesentlich seltener bei Männern, aber keineswegs auszuschließen!), bei Schilddrüsen- und Kehlkopfkrebs sowie bei Geschwulsten an den Extremitäten.

- **Viscum album ulmi** (Ulmenmistel) – mit einem „U" gekennzeichnet – gilt als „Sonderpräparat", das ganz individuell zur Anwendung kommt.

In wissenschaftlichen Veröffentlichungen besprochen wurden vor allem die Iscador-Präparate des streng nach Steinerschen Richtlinien herstellenden Pharmaunternehmens Weleda. Doch

Iscador-Präparate aus der Eichenmistel kommen bei verschiedenen Krebserkrankungen des Mannes zur Anwendung.

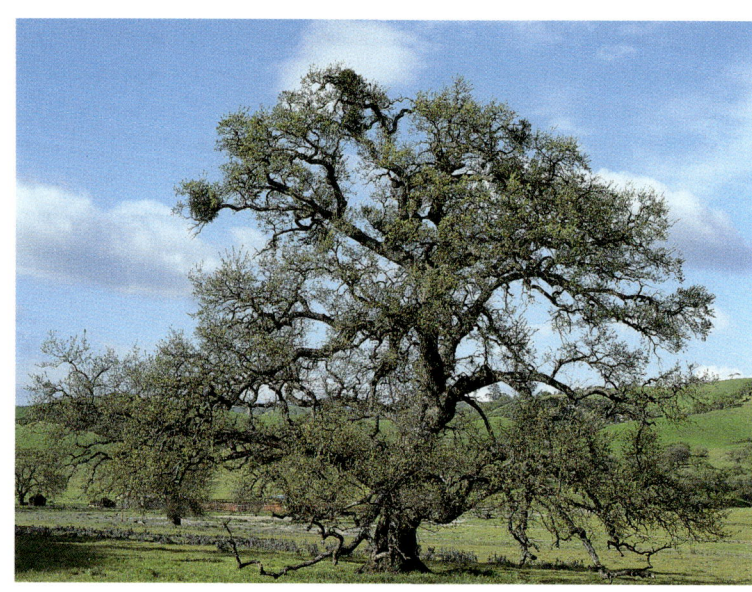

auch weitere Aufbereitungen liegen zur Therapie vor, teilweise mit zusätzlicher Gabe von Metallsalzen, um so die Organwirkung der Präparate noch zu verstärken. Eine Wirkung die man zum Beispiel mit Silbernitrat (c. Arg. = cum Argentum), mit Kupfercarbonat (Malachit; c. Cu = cum Cuprum) und mit Quecksilbersulfat (c. Hg = cum Hydrargyrum) erreicht.

Die strenge Konzentration auf die oben genannten vier Mistel-Wirtsbaum-Arten wird vor allem von den Steinerschen Richtlinien vorgeschrieben; andere Hersteller (z. B. Abnoba-viscum-Präparate von Abnoba) verwenden auch folgende Mistelsorten speziell zur Therapie bei Krebskrankheiten:

- Viscum album abietis (Tannenmistel)
- Viscum album aceris (Ahornmistel)
- Viscum album amygdali (Mandelmistel)
- Viscum album betulae (Birkenmistel)
- Viscum album crataegi (Weißdornmistel)
- Viscum album fraxini (Eschenmistel)

Weitere Mistelarten in der Krebstherapie

Ein dritter Hersteller ist die Firma Helixor-Heilmittel; sie hat sich in den siebziger Jahren von Weleda abgespalten und bringt heute eigene Produkte heraus, die nicht mehr dem originären Steinerschen Rezept entsprechen. Wissenschaftler der Firma sagen selbst in positiver Offenheit: „Welchem Herstellerpräparat der Vorzug zu geben ist, hängt absolut vom individuellen Fall des Patienten ab; teilweise verträgt ein Patient besser das Präparat der einen Firma, der nächste spricht besser auf ein anderes Produkt an." Wichtig ist vor allem die oben beschriebene therapeutische Einstellungsphase auf ein Medikament.

Die drei Helixor-Krebs-Präparate finden in der Regel folgende Anwendung:
- HELIXOR A (Viscum album abietis)
  vor allem bei männlichen Patienten: Kopf-Hals-Tumoren, Leukämien (akute lymphatische Leukämie, akute myeloische Leukämie, chronische myeloische Leukämie) und sogenannte Paraproteinämien (z.B. Plasmocytom).

Helixor-Präparate

- HELIXOR M (Viscum album mali)
  unabhängig vom Geschlecht: Hauttumoren (einschließlich Tumoren der Haut-Schleimhaut-Übergänge), maligne Lymphome (Erkrankungen des Lymphsystems, einschließlich der chronisch lymphatischen Leukämie), Hodenkrebs und generell zur Anregung der Knochenmarkfunktion!
- HELIXOR A (Viscum album pini)
  wird flexibel nach individuellen Vorgaben des Patienten eingesetzt.

Von allen Herstellern werden für die Therapeuten spezielle Therapierichtlinien zur Verfügung gestellt, dazu differenzierte Behandlungsschemata und auch Anweisungen und Hinweise zum Verhalten bei eventuellen Erstreaktionen.

Mögliche Nebenwirkungen

Allergische Reaktionen treten nur selten auf.

Eine leichte Steigerung der Körpertemperatur und eine örtlich begrenzte entzündliche Reaktion (Rötung, Schwellung) an der Einstichstelle gelten als unbedenklich; sie sind sogar ein positives Zeichen, daß der Patient auf das Therapeutikum anspricht. Bei länger anhaltendem Fieber und auch bei Temperaturen über 38 °C sollte eine diagnostische Abklärung erfolgen; beispielsweise muß auch an „Tumorfieber" gedacht werden.

In seltenen Fällen treten allergische Reaktionen (Juckreiz, Hautausschlag) auf. Extrem selten kommt es zu massiveren allergischen Reaktionen mit Ödemen, eventuell Schockzuständen und Bronchospasmus. Gelegentlich kann es zu entzündlichen Reizerscheinungen der Venen kommen.

Gegenanzeigen (Kontraindikationen)
Wenn der Patient akut unter einer entzündlichen oder hoch fieberhaften Erkrankung leidet, könnte es verstärkt zu den genannten allergischen Reaktionen (besonders bei Eiweißunverträglichkeit) auf Mistelzubereitungen kommen. Auch sollte eine Therapie während der ersten drei Monate einer Schwangerschaft nur nach strenger Indikationsstellung erfolgen.

Wichtig

> Nicht vereinbar ist eine Misteltherapie mit fiebersenkenden und schmerzstillenden Mitteln (= Antipyretika, wie z.B. Acetylsalicylsäure) und auch einigen Antirheumatika (z.B. Goldpräparate, Diclofenac). Fragen Sie im Zweifelsfall immer vorher Ihren Therapeuten, zumal etliche dieser Substanzen frei verkäuflich sind!

Anwendung von homöopathischen Aufbereitungen

Im Prinzip bestehen hier dieselben Anwendungsbereiche wie für die Mistelinjektions- und -infusionslösungen der anthroposophischen Therapie:

- Behandlung von benignen (gutartigen) und malignen (bösartigen) Geschwulsterkrankungen, besonders von Canceroiden (bösartige Geschwülste, die von der Epidermis ausgehen)
- Biotherapie zellulärer Phasen
- Prä- und postoperative Behandlung von Neoplasien (= bösartige Tumoren und auch Leukämien)
- Rezidivprophylaxe
- Behandlung von Metastasen

Anwendung homöopathischer Mistelpräparate

Bei der Anwendung von Mistelpräparaten in der biologischen Krebsbehandlung unterscheidet man zwischen Einzelmittel-Homöopathika und Komplexmittel-Homöopathika mit Wirkstoffen verschiedener Heilpflanzen und Mineralien, die mitunter auch in unterschiedlichen Potenzen vermischt sind.

Die Nebenwirkungen sind identisch mit denen, die für die anthroposophischen Viscum-album-Mittel genannt wurden (siehe Seite 74).
   Wechselwirkungen mit anderen Mitteln sind nicht bekannt. Und auch für die Homöopathika gelten die erwähnten Gegenanzeigen; bei intravenöser Injektion wurde zudem vereinzelt ein plötzlicher Blutdruckabfall vermerkt.

Zusammenfassung

Lassen Sie uns die Anwendung der Mistel in der biologischen Krebstherapie mit der Monographie, wie diese im Bundesanzeiger des BfArM aus dem Jahre 1986 festgeschrieben ist, nochmals zusammenfassen. Hiernach kommt es unter der Therapie mit Mistelpräparaten zu einer:

Wirkung von Mistelpräparaten

- Hemmung des bösartigen (malignen) Wachstums, und dies ohne Beeinträchtigung gesunder Gewebe
- Steigerung der körpereigenen Abwehr- und Ordnungskräfte
- Anregung der Wärmeorganisation
- Hebung von Allgemeinbefinden und Leistungsfähigkeit, auch unabhängig von der lokalen Tumorsituation
- Linderung tumorbedingter Schmerzen

Soweit zu den wissenschaftlich untersuchten Erkenntnissen und Therapiezielen. Doch:

Krebstherapie ist mehr als Tumorbehandlung!

Die Mistel ist die zentrale Heilpflanze innerhalb der ganzheitlichen Krebsbehandlung.

Zur Wirksamkeit der Misteltherapie liegen inzwischen diverse Vergleichsstudien vor, bei denen weder Arzt noch Patient über die Zuordnung (Placebo oder Mistelpräparat) Bescheid wußten. Festgehalten wurden dabei nicht nur Erfolge einer nachbehandelnden beziehungsweise rezidivverhütenden Misteltherapie auf das Tumorgeschehen, sondern auch zahlreiche nichtoperable Kranke wurden im Verlauf dieser Studien einer Primärbehandlung unterzogen. Dies ergab, daß die mit Mistelpräparaten behandelten Patienten durchschnittlich! eine höhere Lebenserwartung haben.

Darüber hinaus, und auch dies macht die Mistel zur zentralen Heilpflanze innerhalb der ganzheitlichen Krebsbehandlung, spricht alle therapeutische Erfahrung dafür, daß es zu einer ausgleichenden Wirkung auf Seele und Geist kommt und Appetit, Leistungsvermögen und Lebensmut gehoben werden. Viele mit Mistelpräparaten behandelte Patienten finden mit der Zeit wieder die Kraft, sich mit der Krankheit auseinanderzusetzen und ihr Leben neu anzunehmen.

Auch Skeptiker leugnen die stimmungsaufhellende Wirkung der Mistel heute nicht mehr. Mistelpräparate führen zu einer deutlichen Anhebung der Lebensqualität! (entsprechend der WHO und auch nach dem Karnofskyschen Aktivitätsindex).

> **Wichtig**
>
> Diese ganz wesentlichen Wirkungen der Mistel gehören unserer Ansicht nach in die bereits getroffene Definition von „Ganzheitsmedizin" hinein: Den Therapeuten sollte es generell um ein lebenswürdiges Dasein des Patienten gehen – egal in welchem Stadium der Erkrankung er sich befindet.

Die Mistel in der Immunologie

Nach einhelliger Meinung zahlreicher Onkologen ist das „Krebswachstum wahrscheinlich durch Eingriffe in bestimmte Regulationssysteme des Wirtsorganismus steuerbar!" Womit wir bei der von der ganzheitlichen Medizin und speziell der Krebstherapie seit Steiner angestrebten Aktivierung und Stabilisierung der körpereigenen Abwehrkräfte wären."

„Daher muß die therapeutische Bemühung nicht nur auf die Krebszelle (Tumor) gerichtet werden und bleiben, sondern gleichzeitig und gleichrangig auf die Regulation des Wirtsorganismus zielen", schrieb schon *Reckeweg*.

Als *Rudolf Steiner* die Mistel erstmals als Krebstherapeutikum beschrieb, hatte man noch so gut wie keine wissenschaftlichen Erkenntnisse über die körpereigenen Strategien, mit Krankheiten und speziell bösartigem Zellwachstum fertigzuwerden. Und doch war er mit seiner Vermutung, der Organismus könne sich über entzündliche Prozesse zur Wehr setzen, der Erforschung des Immunsystems um Jahrzehnte voraus.

Inzwischen belegen über 100 Studien die immunologische Wirkung von Mistelpräparaten, wenn man auch heute in der Mistel keine generelle Alternative zur Akutbehandlung der Schulmedizin mehr sieht.

Beachten Sie

> Sollte Ihnen ein Therapeut bei einem eindeutig als bösartig diagnostizierten Tumor von einer Operation abraten, um statt dessen eine reine Mistelbehandlung vorzunehmen, befragen Sie noch andere Ärzte, und zwar unterschiedlicher Therapieauffassung!

Mistel gegen Immunschwäche-Erkrankungen?

Die Erfolge der Misteltherapie – und dies nicht nur bei Krebs, sondern auch bei anderen das gesamte Körpersystem belastenden Erkrankungen – waren Antrieb genug, die immunologische Forschung voranzutreiben; als Mitte der siebziger Jahre die Immunschwäche-Erkrankung Aids aufkam, wurden verstärkt Forschungsgelder und Kapazitäten bereitgestellt. Im Institut für onkologische und immunologische Forschung am Krankenhaus Moabit in Berlin steht ganz aktuell die Durchführung von Studien im Bereich der Misteltherapie im Mittelpunkt. Ziel ist die Zulassung von Viscum album zur Therapie bei Krebs, HIV-Infektion und Aids in den USA.

Beachten Sie

> HIV-positiv bedeutet noch nicht, daß die Symptome des „Acquired Immunodeficiency Syndrome" ausgebrochen sind. Doch will man natürlich möglichst bereits den Auslöser, das sogenannte Human Immunodeficiency Virus (HIV) bekämpfen.

Bis heute weiß man nicht genau, wie sich dieser bis in die siebziger Jahre unbekannte Virus entwickelt hat. Seine Wirkung ist deshalb so bedrohlich, weil er die gesamte Basis unserer Gesundheit, das körpereigene Abwehrsystem, lahmlegt und nicht nur wie andere Viren ein spezielles Krankheitssymptom (Husten, Schnupfen, Masern) auslöst. Das HIV zerstört also die natürliche Schutztruppe, und damit wird jede ansonsten harmlose Erkrankung für den Aidskranken lebensbedrohlich. Man stirbt letztlich nicht an der Immunschwäche, sondern an einer Folgekrankheit wie beispielsweise einer Lungenentzündung.

Aids und Krebs sind sicherlich die eindrucksvollsten Beispiele, welche Bedeutung es für die Medizin hat, Mittel und Wege zu finden, um das Immunsystem zu stärken beziehungsweise im Falle einer Überreaktion auf ein gesundes Verhalten zu modulieren.

Strategien der körpereigenen Abwehrkräfte

Das Immunsystem hat ganz pauschal die Aufgabe, die „Gesundheit" des Organismus zu erhalten. Das heißt, ein intaktes System ist in der Lage, Fremdkörper – ob von außen eingedrungen oder durch einen „Fehler im Informationssystem des Organismus" entstanden – zu identifizieren und zu eliminieren. Eine Grippe mit leichter Fieberattacke ist schon ein größeres Geschehen; die vielen Umweltgifte, Viren, entarteten Zellen, die den Organismus fortlaufend belasten, bekommen wir gar nicht bewußt mit.

> **Wichtig**
>
> Grundlektion der Abwehrkräfte ist es, zwischen körpereigenem und fremdem Eiweiß zu unterscheiden, letztlich also um das biologische „Ich" zu wissen.

Man weiß heute, daß sich in der Evolution lebendiger Organismen zunächst eine **unspezifische, angeborene Abwehr** ausbildete. Später erst kam die sogenannte **spezifische, erworbene Immunabwehr** hinzu. Sie entwickelte ihre äußerst effektiven Maßnahmen erst, nachdem sie den Fremdkörper erkannt hat, mit ihm in Kontakt gekommen ist und sich auf die spezielle Gefahr einstellen konnte.

(Erinnern Sie sich an dieser Stelle kurz an *Hahnemanns* homöopathischen Ansatz: Indem er dem Körper in kleinsten Mengen die Substanz zuführt, die in hoher Dosierung der Krankheit ähnliche Reaktionen hervorruft, bringt er den gelehrigen Abwehrzellen bei, wie sie sich gegen den Feind wehren können.)

Entartete Krebszellen entziehen sich jedoch leicht dieser speziellen Abwehr, da sie quasi als Feind aus den „eigenen Reihen" kommen, also wesentlich schwerer als „fremd = gefährlich" auszumachen sind.

Unspezifische Abwehr

Die weniger spezialisierten Abwehrkräfte des angeborenen Immunsystems reagieren dagegen wesentlich spontaner, sind also gerade bei der Krebstherapie gefragt. Es handelt sich bei ihnen um die neutrophilen, eosinophilen und basophilen Granulozyten („Kleine Freßzellen"), die Makrophagen („Große Freßzellen") und vor allen die „natürlichen Killerzellen", die den Großteil der weißen Blutkörperchen in unserem Blut ausmachen, gleichzeitig aber auch ins Gewebe eindringen können, um dort schützend aktiv zu werden. Weiter gehören zum unspezifischen Immunsystem lösliche Substanzen wie das „Komplementsystem", das über eine Art Kettenreaktion zur Auflösung von Tumorzellen beitragen kann.

Spezifisches Immunsystem

Das spezifische Immunsystem bildet sich aus „lernfähigen" weißen Blutkörperchen: den T-Lymphozyten, die für die Abwehr fremder Zellen verantwortlich sind, und den B-Lymphozyten, die „maßgeschneiderte" Antikörper gegen körperfremde (schädliche) Substanzen entwickeln.

Spezifische und unspezifische Abwehr stehen über ein kompliziertes Informationssystem in Verbindung.

Beide Systeme stehen über ein kompliziertes Informationssystem, an dem verschiedenste Botenstoffe (Zytokine) beteiligt sind, miteinander in Verbindung und ergänzen sich im gesunden Organismus aufs Beste. Doch wie jede Form von Leben, sind diese Abwehrkräfte kein „Perpetuum mobile" – wenn zuviel auf sie eindringt, können sie schlichtweg irgendwann nicht mehr. „Zuviel" können auch die schwarzen Flecken auf der Seele sein. Meist sind es jedoch mehrere physische und psychische Faktoren, die die Abwehrkräfte irgendwann so müde machen, daß selbst ein „Zwerg" sie überrollen kann. Dem gilt es vorzubeugen beziehungsweise, wenn die erste Runde denn schon verlo-

Immunologie

ren ist, möglichst schnell und effektiv Unterstützung zu bieten, um das Immunsystem wieder auf Trab zu bringen.

> **Die Stimulierung der Immunzellen bedeutet eine vermehrte Freisetzung von Botenstoffen.**

Allgemein gilt

Einer der bekanntesten und wichtigsten Botenstoffe ist beispielsweise das gamma-Interferon, das die natürlichen Killerzellen stimuliert.

Bei einer Mistelinfusion und auch schon bei subkutaner Injektion steigt die Konzentration der Interferone und auch des Botenstoffs Interleukin 2 (er aktiviert bestimmte T-Helfer-Zellen, die wiederum die spezifische zelluläre Tumorabwehr alarmieren) erwiesenermaßen deutlich an. Auch weitere Interleukine werden nach einer Mistelgabe verstärkt freigesetzt. Auf Umwegen regen sie die spezifische Antikörperbildung und die Granulozyten der unspezifischen Abwehr an. Ebenso werden die Makrophagen aktiv, die eine wichtige Rolle im akuten Entzündungsgeschehen spielen.

Mistellösungen erhöhen die Konzentration wichtiger Botenstoffe.

Weitere wichtige Botenstoffe, die unter einer Misteltherapie freigesetzt werden, fördern die Vermehrung und Ausreifung von Knochenmarkszellen, wodurch die Zahl der Leukozyten im Blut steigt. Diese Mistel-Wirkung spielt besonders in der begleitenden Akuttherapie bei einer Chemobehandlung eine Rolle, da hier die Leukozyten extrem angegriffen werden.

> **Patienten unter Mistelbehandlung werden deutlich besser mit den physischen und vor allem mit den psychischen Belastungen fertig.**

Allgemein gilt

Das Mistellektin 1 setzt offenbar verstärkt das von den T-Helfer-Zellen gebildete Beta-Endorphin (ein vom Körper selbst gebildetes Morphin) frei. Dieses körpereigene „Opiat" ist an einer ganzen Reihe von Regulationsprozessen im Nervensystem beteiligt. So bewirkt es zum Beispiel eine verminderte Schmerzwahrnehmung – eine durch die Mistelstoffe ausgelöste verstärkte Freisetzung dieser „dämpfenden" Stoffe würde die immer wieder beobachtete Bedeutung der Mistel im Sinne einer natürlichen Schmerztherapie erklären. Darüber hinaus scheint es auch eine echte „Stimmungs-Droge" zu sein. Es ist bekannt, daß beispielsweise Depressionen nicht nur ein „Gefühlstief" sind, sondern aufgrund von Streß oder Krankheit gewisse Botenstoffe nicht mehr zu ihren Adressaten in den Nervenzentralen des Gehirns finden. So kann also medikamentöse und psychische Betreuung durchaus zusammenwirken, um dem Patienten neuen Mut zu geben.

Beachten Sie

> Eine Mistelbehandlung bewirkt all diese für das Lebensgefühl des Kranken so einschneidenden Verbesserungen ohne gravierende Nebenwirkungen! Und die Mistel ist kein Bewußtseins-dämpfendes Schmerzmittel, kein Psychopharmakum, von dem man allzuleicht abhängig werden kann.

Die Mistel als Immunstimuluanz

Die hemmende (bis hin zum Stillstand) Wirkung der **Immun-Suppression** auf das Tumorwachstum wie die gleichzeitig stimulierende Wirkung auf die Immunabwehr sind inzwischen mehrfach experimentell nachgewiesen und gesichert Quasi „zufällig" entdeckten die Forscher, während sie auf die direkte, zellauflösende Wirkung der Mistel konzentriert waren, wie die bis dato ungeklärten Zusammenhänge zwischen zytotoxischen Effekten und Immunstimulanz des Mistelwirkstoffgemischs zu erklären sind:

Die zelltötende (zytotoxische) Wirkung von Mistelextrakten erstreckt sich nämlich nicht nur auf die entarteten Tumorzellen, sondern auch auf ganz normale, gesunde weiße Blutkörperchen. Die Antwort des Immunsystems darauf ist, das große Mengen an Botenstoffen (Tumornekrosefaktor und Interleukine) freigesetzt werden, die zunächst eine starke entzündlich-immunologische Reaktion und schließlich die Neubildung weißer Blutkörperchen hervorrufen. Wieder macht es die richtige Menge, welchen Effekt man erreicht:

- Eine hochdosierte Mistelbehandlung löst sowohl zytotoxische wie immunstimulierende Wirkungen aus.
- Eine niedrigdosierte Mistelbehandlung aktiviert ausschließlich das Immunsystem.

Dosisabhängige Wirkung

Dies ist wichtig für die praktische Anwendung: Der eben beschriebene Effekt gilt nämlich nur für die Anfangsphase einer Misteltherapie, in der die spezifische Abwehr noch kaum Antikörper gegen die toxischen Mistellektine bilden konnte. Sobald jedoch ausreichend Antikörper im Blut vorhanden sind, sind auch hohe Dosierungen eines Mistelpräparats ohne Schädigung normaler Lymphozyten zu verabreichen.

Durch die nun mögliche hohe Dosierung sind jedoch weitere immunologische Effekte zu erreichen:

- Es kommt zu einer verstärkten Zellteilung und Aktivierung der Lymphozyten.

Diese wissenschaftlichen Erkenntnisse werden ihrerseits von der Erfahrung der Praktiker bestätigt: Eine zu hohe Mistelgabe am Anfang der Therapie hat in der Regel – als Symptom der Immunantwort – die Folge, daß die beschriebenen möglichen Nebenwirkungen (lokale Hautreizungen, Abgeschlagenheit, Fieber) in unnötig starker Weise auftreten.

Ist die Mistelgabe am Anfang der Therapie zu hoch, können Nebenwirkungen auftreten.

Um schließlich nochmals die spätentdeckten, doch danach so in den Vordergrund geschobenen **Mistellektine** anzusprechen: Auch in der immunologischen Forschung standen sie zunächst als **der** Mistelwirkkomplex im Mittelpunkt. Doch vielfältige Untersuchungen ergaben immer wieder, daß die Wechselwirkungen zwischen Mistellektinen, Viscotoxinen, Polysacchariden und vielen anderen Inhaltsstoffen (siehe Seite 33ff.) die besondere „heilende" Komposition naturbelassener Mistelstoffmischungen ausmachen.

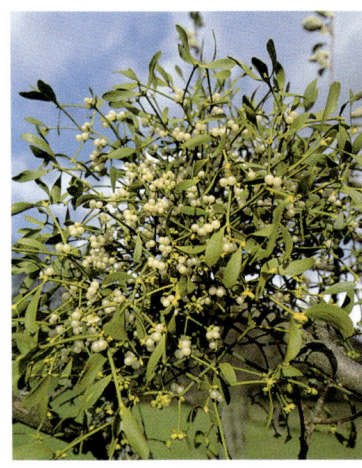

Mistelextrakte können Tumorzellen abtöten und die Immunabwehr stimulieren.

Wir haben uns bemüht, die hochkomplexen Abläufe anschaulich zu schildern. Doch wollen wir keine falschen Illusionen unterstützen. Im Grunde kann die Wissenschaft heute eben „beweisen", was die Erfahrung und Intuition vieler früherer und heutiger Heilkundiger vorgab. Besiegt sind Krebs und Immunschwäche-Erkrankungen noch lange nicht. Alle bisher bekannten hormonellen, gentechnologischen „Hilfsangebote" sind leider von so starken Nebenwirkungen begleitet, daß sie für viele Patienten keine wirkliche, sprich lindernde und die Lebensqualität verbessernde Behandlung darstellen.

Mit der Misteltherapie ist nach aller Erfahrung und Forschung dagegen echte Hilfe in diesem Sinne möglich. Allerdings fragen sich gerade die anthroposophisch orientierten Forschungsgruppen, inwieweit die Behandlungserfolge unverzichtbar mit anderen therapeutischen Ansätzen (z. B. Psychotherapie, Ordnungstherapie, weitere naturheilkundliche Behandlungswege und nicht zuletzt schulmedizinischer Akut- und Nachbehandlung) verknüpft sind. Wird es möglich sein, mit den Wirkstoffen der Mistel – losgelöst von allen bislang begleitenden Maßnahmen – zu „heilen" beziehungsweise zu lindern?

Doch schaffen wir hier den Übergang zu den letztlich fast jeden Menschen im Laufe seines Lebens einholenden Beschwerden. Sie mögen nicht gefährlich, sicher nicht tödlich verlaufen, doch oftmals lähmen sie als chronische Symptomatik über Jahre unser Lebensgefühl. Man denke nur an viele Krankheitsbilder des rheumatischen Formenkreises! Und gerade hier ist auch eine immunstimulierende beziehungsweise modellierende Misteltherapie gefragt. Das folgende Kapitel wird Sie in die alte und neue „Volksheilkunde" einführen.

Die Mistel in der Hausapotheke

KAPITEL 5

Bei vielen harmloseren Beschwerden, die einen ab einem gewissen Alter nun mal traktieren, ist es nicht unbedingt notwendig, gleich den Therapeuten aufzusuchen. Nur belügen Sie sich nicht selbst: Selbstbehandlung kann eine gute Sache sein, doch wenn Sie sich nicht ganz klar über Art und Ausmaß ihres Symptoms sind, fragen Sie einen Experten um Rat! Viele naturheilkundlich behandelnde Ärzte nehmen Kassenpatienten; und auch die eventuell verschriebenen Homöopathika sind heute zumeist auf Rezept erhältlich.

Ererbtes Wissen

In vielen alten Kräuterbüchern finden sich zahlreiche Hinweise auf die Mistel. Um nur einige Heilkundige der Antike zu nennen: Vertreter der hippokratischen Schule (5. bis 4. Jh. v.Chr.), *Plinius* (23–79 n.Chr.), *Dioskurides* (um 50 n. Chr.), *Ibn Badjdja* (11. Jahrhundert) – aus den Namen ersehen Sie, daß die Zentren der Kultur und damit auch der Heilkunst bis ins frühe Mittelalter im Mittelmeerraum lagen.

Folgende Indikationen für eine „Mistelkur" ziehen sich durch die antiken und mittelalterlichen Analen:
- Depressionen
- Schlaganfälle
- Schwindel
- Fieber
- Spulwürmer
- Geburtsbeschwerden
- Blutspeien (blutiger Auswurf)
- Nasenbluten

Anwendung der Mistel in der frühen Volksheilkunde

Die Volksheilkunde unterschiedlicher Kulturkreise betrachtete die Mistel nahezu als Allheilmittel, wobei die „Heiler" oftmals mythologische und heilkundliche Prinzipien bei ihren Verabreichungen ineinander verwoben. Vor allem in den Hochzeiten keltischer, germanischer und römischer Kultur flossen Glauben und Wissen zusammen.

Hildegard von Bingen schätzte die Mistel als vielseitige Heilpflanze.

Die *Heilige Hildegard von Bingen* (1099–1179) befaßte sich eingehend mit der Mistel. Sie bezeichnete sie als „ausgezeichnete und vielseitige Heilpflanze". Die Äbtissin galt und gilt als eine der bedeutendsten Expertinnen in der Heilpflanzenkunde; die „Hildegardis-Medizin" stellt innerhalb der Pflanzenheilkunde einen anerkannten Therapieansatz dar, der sich bei leichteren, aber oftmals längerdauernden Beschwerden hervorragend zur Eigentherapie eignet; viele Ratschläge der Heilkundigen lassen sich mit einem entsprechenden Küchenzettel nachvollziehen.

Der englische Arzt *Colbath* veröffentlichte im Jahre 1729 eine aufsehenerregende „Anhandlung über die Mistel".

Der große deutsche Arzt *Wilhelm Christoph Hufeland* (1762–1836) legte 1796 den Grundstein der „Vorsorge-Medizin" mit seinem Werk „Makrobiotik oder die Kunst, das menschliche Leben zu verlängern". *Hufeland* selbst empfahl die Mistel besonders zur Behandlung der „Fallsucht" (Epilepsie) – und diese Indikation taucht immer wieder auf!

Ein weitere berühmter Mann, der Arzt und Botaniker *Carl von Linné* (1707–1778) – eines seiner bekanntesten Werke ist die „Materia Medica" – rühmte die Heilkraft der Mistel, insbesondere auch bei Epilepsie.

Als Tee aufbereitet half die Mistel gegen verschiedene Blutungen.

Auch ganz „normale Familienmütter" wußten, wie man, damals fast ausschließlich als Tee aufbereitet, die Mistel verabreichte: So unter anderem bei „innerlichen Blutungen" – unter diesem vagen Begriff verstand man sowohl blutigen Hustenauswurf auf dem Hintergrund von Lungenblutungen bei Tuberkulose – damals als „galoppierende Schwindsucht" bezeichnet, aber genauso ein harmloses Nasenbluten, Blutungen der Gebärmutter (die Gründe waren oft nicht genau zu diagnostizieren) und Nachblutungen nach einer Entbindung; in diesem Fall gab man zu gleichen Teilen noch Zinnkraut bei.

Aus unterschiedlichsten Kulturen und Ländern ist überliefert, daß man die Mistel beispielsweise bei so breitgefächerten Beschwerden wie Keuchhusten, hysterischen Zuständen und Aderverkalkung (heute als Arteriosklerose bezeichnet) verabreichte.

Belegt durch zahlreiche Quellen ist die erfolgreiche Behandlung von Heuschnupfen mit einem frisch zubereiteten Mistelsud. Die einen empfahlen, den Sud in die Nasenlöcher einzutupfen, andere, ihn zu inhalieren oder damit Nasenspülungen vorzunehmen.

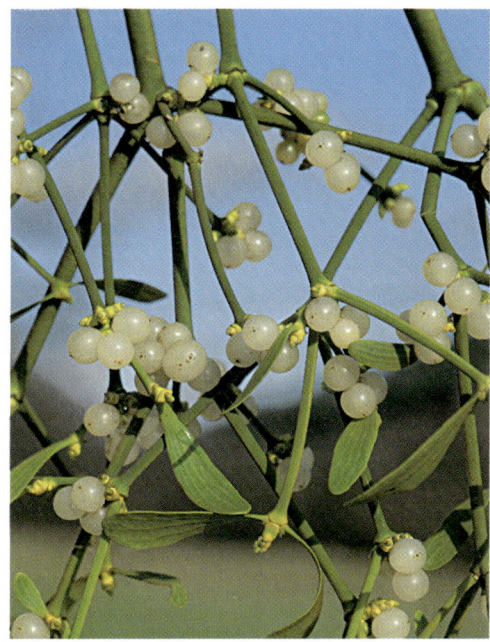

Die Mistelbeeren kommen ausschließlich in der Volksheilkunde zur Anwendung.

Aber auch Frostbeulen, Krampfadern (Varikosis/Varizen lautet heute die Diagnose des Facharztes), sogar offene Beine (ein bis in unsere Zeit geläufiger Begriff für Unterschenkelgeschwüre bei Krampfadern = Ulcus cruris varicosum) wurden erfolgreich mit warmen Bädern behandelt, denen kleingeschnittenes Mistelkraut beigegeben wurde. Bei „kalten Füßen" (wir würden heute wohl auf Kreislaufbeschwerden schließen) wußte man schon lange vor der Kneippschen Wassertherapie um die Wirkung heißer oder „ansteigender" Fußbäder, die man mit Mistelkraut anreicherte.

In einer alten Schrift aus dem deutschsprachigen Raum kann man nachlesen, daß regelmäßige Trinkkuren mit Misteltee vor allem gegen Bettnässen und den „Weißfluß" hilfreich seien, von dem besonders junge Frauen und Mädchen betroffen sein können.

Beachten Sie

> Natürlich stellt sich immer die Frage, welche Ursache ein Symptom hat: Beispielsweise kann das Bettnässen sowohl organische wie, bei Kindern häufig, psychische Gründe haben. Von den Hintergründen wird zweifellos auch der Erfolg einer Kur abhängen.
>
> Wir sind heute in der Lage, in der Diagnostik nicht nur an der Oberfläche zu bleiben, doch interessant ist allemal, wie oft Erfahrung und Intuition der frühen Heilkunde zu den selben therapeutischen Mitteln greifen ließen, wie sie die heutigen Mediziner mit einem aufwendigen Instrumentarium für Diagnose und Herdsuche verschreiben.

Die Mistel wurde gegen unterschiedliche Beschwerden als Tee oder Aufguß verabreicht.

Viele Schriften beschreiben die **innerliche Verabreichung** der Droge; die Regel war ein Tee oder Aufguß. In dieser Form galt die Mistel vor allem als Mittel gegen Wassersucht (Ödeme), bei Ein- und Durchschlafschwierigkeiten sowie gegen Krämpfe unterschiedlichster Art.

Ein über Generationen bewährtes Therapeutikum der frühen Volksheilkunde und als solches Ende des 19. Jahrhunderts wiederentdeckt war/ist die Mistel zur Behandlung von Knochen- und Gelenkbeschwerden sowie von chronischen Erkrankungen des rheumatischen Formenkreises.

Auch ganz speziell für die Frauen wußten die Heilkundigen mit der Mistel Hilfe: Wegen Menstruationsbeschwerden, wie schmerzhafte oder auch zu starke und lange Blutungen, ebenso bei Beschwerden in der Menopause suchten schon früher die Frauen Hilfe bei der Heilerin.

War also die Mistel und ihre Anwendung in der Medizin bis zum Ende des 18. Jahrhunderts allgemein bekannt, so verfiel sie danach eine Zeitlang in einen „Dornröschenschlaf" – oder sollte man besser sagen, das Wissen um die Kräfte der Natur war vorübergehend in die Verbannung geschickt worden?

Wiederentdeckt wurde die Mistel etwa ein Jahrhundert später von dem Naturheilkundigen und Pfarrer *Sebastian Kneipp*

(1821–1897). Der Name „Kneipp" steht heute vor allem für die heilende Wirkung des Wassers, insbesondere gezielt verabreichter Kaltwasserkuren sowie Wechselbädern. Doch beschäftigte sich *Sebastian Kneipp* auch eingehend mit der heilenden Wirkung von Pflanzen und ihren therapeutisch wirksamen Kombinationsmöglichkeiten mit einer Wasserkur. Noch oder wieder hat sein Behandlungsansatz heute seinen Stellenwert in der vorsorgenden und nachbehandelnden Krebstherapie sowie in vielen Behandlungsplänen ganzheitlich-biologisch ausgerichteter Mediziner. Interessant, daß auch *Kneipp* die Mistel besonders bei epileptischen Erscheinungsformen empfahl. Und den Frauen riet er zur Mistelbehandlung, da sich über eine Normalisierung des Blutkreislaufes – und auch hier wirkt die Mistel – oftmals der gestörte weibliche Zyklus wieder einpendelt und auch schmerzhafte Gebärmutterstörungen ohne weitere Therapie behoben werden.

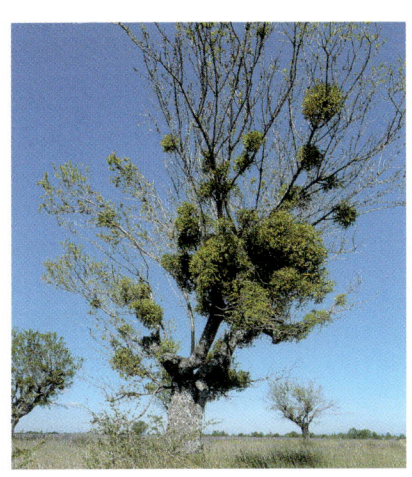

Im 19. Jahrhundert wurde die Mistel als Heilpflanze von Sebastian Kneipp „wiederentdeckt".

Auch heute noch findet ein frisch aus den jungen Zweigen und Blättern der Mistel gepreßter Saft Anwendung gegen Unfruchtbarkeit bei Frauen, sofern die Störung auf Blutungen oder auch Zystenbildungen und gutartige Tumoren (Myome) in der Gebärmutter zurückzuführen ist. Auch chronischer Weißfluß wird heute wie einst mit Mistel behandelt; und heilend wirkt die Mistel auch, wie Generationen von Frauen es erfahren haben, bei Nachblutungen im Wochenbett.

Dr. Karl Anton Kass beschrieb in seinen Arbeiten über die Mistel und deren Wirkungen, „daß sich diese Heilpflanze ganz besonders bewähre bei Nervenschmerzen (Neuralgien) und auch verfüge sie über eine ausgezeichnete blutstillende Heilwirkung".

Und zunehmend treffen sich Volksmedizin und naturheilkundliche Gegenwart in der Anwendung der Mistel bei entzündlichen-degenerativen Gelenkerkrankungen und auch nichtentzündlichen chronischen Arthrosen.

Schließlich scheint die Mistel bei vielen Krankheitsbildern zu wirken, die auch mit einer sogenannten Segmenttherapie von der naturheilkundlichen Praxis angegangen werden. Gemeint sind hier Behandlungsformen, die sich auf ein von einem bestimmten Spinalnerven versorgtes Hautareal beziehen, wie beispielsweise die Neural-Therapie nach *Huneke*, die Akupunktur und auch die Elektroakupunktur nach *Voll*.

Am Übergang zur „neuzeitlichen" Naturheilkunde – die sie bis heute prägenden Hauptausrichtungen wurden beschrieben – wollen wir umschwenken zur privaten Hausapotheke. Beachten Sie die Tips zur Anwendung und Dosierung, damit Sie sich selber wirkungsvoll, aber vor allem auch ohne jedes Risiko behandeln können.

Anwendung und Dosierung

Unter Hausapotheke verstehen wir sowohl den Inhalt ihres Medizinschränkchens wie die gekauften oder selbstgesammelten getrockneten Teemischungen, den frisch gepreßten Saft, die Kräuterpackung zur äußeren Anwendung etc.

Beachten Sie

Halten Sie sich bei allen Anwendungs- und Präparatempfehlungen wie auch bei den Rezepten zum Selbermachen an die Regeln zur richtigen Einnahme:
- Zur Selbstmedikation dürfen Sie sich **nur oral oder äußerlich** zu verabreichende Präparate aus der Apotheke besorgen oder – wie im Rezeptteil beschrieben – **selbstzubereitete Aufgüsse** aus getrocknetem (selbst gesammeltem) Mistelkraut anwenden.
- Die im Handel befindlichen Präparate sind entweder nach monohomöopathischen Regeln in unterschiedlichen Potenzierungen, als Komplexmittel oder als reine phytopharmazeutische Urtinktur, Urextrakt oder Salbe erhältlich.

Anwendung und Dosierung

Hinweise für die Selbstbehandlung

- Im Normalfall – soweit nicht anders verordnet – können homöopathische Mistelarzneien bei akuten Zuständen mehrmals täglich (bedarfsweise alle $^1/_2$ bis 1 Stunde) eingenommen werden, und zwar jeweils 5 Tropfen oder 1 Tablette oder 5 bis 10 Streukügelchen oder 1 Messerspitze Verreibung.
- Besonders bei längerer Anwendung und auch zur Dauermedikation bei chronischen Krankheiten sollen die homöopathischen Mittel 2- bis 4mal täglich in der oben genannten Dosierung eingenommen werden.
- Die Wirkung wird noch verstärkt, und der Wirkungseintritt erfolgt schneller, wenn Sie das jeweilige Mittel langsam im Munde zergehen lassen, da die Arznei dort weitgehend resorbiert wird!
- Salben sollten 2- bis 3mal täglich aufgetragen werden.
- Halten Sie sich bitte an die Angaben der jeweiligen Hersteller und den Beipackzettel oder Aufdruck auf den Packungen.

Zubereitungsformen

Verschiedene Zubereitungsformen stehen zur Verfügung:

Zubereitung

- Ampullen zur Injektion (nur mit ärztlicher Begleitung anzuwenden!)
- Tropfenlösungen (Dilutionen), Globuli und Tabletten (von der Urtinktur bis zur Höchstpotenz D 1000 und auch in C- und LM-Potenzen) zur oralen Einnahme

Gebräuchlich sind im Regelfall dabei Dilutionen als Urtinktur (Viscum album purum = reine Mistel-Extrakt-Lösung) und in den Potenzen D2, D4 und D8; als Tabletten in D1 und (für den Hausgebrauch) D4 bis D6; ebenso als Globuli erhältlich.

Wichtig

> Für die gefahrlose Anwendung als Mittel zu Hause kommen Sie bei entsprechender Indikation am sichersten mit der Dilution in der Potenz D4 zurecht. Sprechen Sie dies mit Ihrem Therapeuten ab.

Alle Mistelpräparate in Form eines Mono-Homöopathikums oder Mono-Spagyrikums erhalten Sie rezeptfrei in Ihrer Apotheke. Mehrere qualifizierte Hersteller stellen Mistelarzneien als Einzelmittel-Homöopathika her, so beispielsweise die DHU (Deutsche Homöopathische Union) und die Staufen-Pharma.

Neben diesen Einzelmittel-Homöopathika kommen aber auch die schon öfters erwähnten Komplexmittel-Homöopathika und Komplexmittel-Spagyrika vielfach zur Anwendung (siehe auch „Die Mistel in der Homöopathie", Seite 57ff.). Hierbei wird die Mistel mit weiteren Heilpflanzen zu einem Präparat kombiniert.

Aber auch Mineralien und tierische Wirkstoffe können in ein Komplexmittel einfließen, um für die jeweilige Indikation eine möglichst breite Therapiebasis zu gewinnen. In solchen Komplexmittel werden dabei die einzelnen Wirkstoffe in deren gebräuchlichster Potenz verwendet.

Beispiele

- Bei der Indikation „Verletzungen und Wundeiterungen" werden beispielsweise Mistelpräparate mit Hamamelis virginica (Zaubernuß), Echinacea angustifolia (schmalblättrige Kegelblume), Aconitum napellus (Eisenhut), zudem Calcium sulfuricum (gefälltes Kalziumsulfat) vermischt.
- Für die Anwendung bei Bluthochdruck, Arteriosklerose, nervösen Herzbeschwerden können Mischungen mit Rauwolfia serpentina (Indische Schlangenwurzel), Aesculus hippocastanum (Roßkastanie), Crataegus (Weißdorn) und Lachesis mutus (Gift der lanzenförmigen Viper) sinnvoll sein. Ein anderer Therapeut mag für die gleiche Indikation ein Komplexmittel mit Belladonna (Tollkirsche), Arnica montana (Bergwohlverleih) und Glonoinum (= pflanzliches Nitroglycerin) wählen.
- Für die Anwendung bei und gegen Herzbeschwerden, Herzmuskelschwäche, Herzrasen und Altersherz ist ein Mistelpräparat mit Aurum jodatum (Goldjodid), Convallaria majalis (Maiglöckchen), Crataegus (Weißdorn) und Phosphorus (Phosphor) kombiniert sehr wirkungsvoll.

Anwendung und Dosierung

Auch bei den Komplexmitteln sind natürlich verschiedene Darreichungsformen erhältlich (alle rezeptfrei in Apotheken, aber nur dort, denn es sind Arzneimittel!), zumeist aber handelt es sich um Dilutionen (Tropfenlösungen). Dabei enthalten die allermeisten Tropfenlösungen zwischen 35 und 55 Prozent Ethanol.

Beachten Sie

- Der Alkoholgehalt von beispielsweise 3 x 20 Tropfen täglich ist für Kinder, und selbst Kleinkinder, absolut unschädlich!
- Trockene Alkoholkranke und hochgradig Leber-geschädigte Patienten sollten allerdings keine Langzeittherapie mit einer Tropfenlösung vornehmen – und dies gilt ebenso für naturheilkundliche Arzneien wie auch für chemisch-synthetische Medikamente.

Komplexmittel in der Hausapotheke haben noch einen weiteren Vorteil: Die Selbstbehandlung läßt sich zumeist einfacher und mit mehr Erfolg durchführen, da keine langwierige Anamnese notwendig ist, um das individuell richtige Monopräparat herauszufinden. Zudem sind in den allermeisten Fällen keine Erstverschlimmerungs-Reaktionen (wie dies ja bei den Einzelmittel-Homöopathika oft vorkommt beziehungsweise sogar therapeutisch einbezogen ist) zu erwarten.

Komplexmittel eignen sich gut für die Selbstbehandlung, da keine langwierige Anamnese notwendig ist.

Heute bieten diese Komplexmittel mehrere qualifizierte Hersteller an, zum Beispiel Madaus, Infirmarius-Rovit, Hevert, ISO, Kleine & Steube, Molitor, Schuck.

Erwähnt seien zum Schluß noch die zumeist homöopathischen Mistelpräparate zur äußerlichen Anwendung: Bei den **Salben** handelt sich stets um Komplexmittel. Sie sind vor allem bewährt bei Schmerzzuständen, zum Beispiel bei Narbenschmerzen, Nervenschmerzen (Neuralgien), Verbrennungen, und auch bestens geeignet zur Nervenpunktmassage!

94 Die Mistel in der Hausapotheke

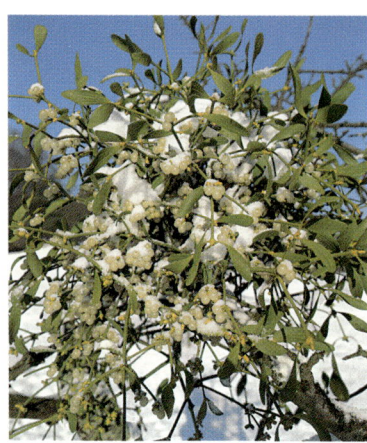

Sammeln Sie frisches Mistelkraut im Spätherbst oder Winter.

Tips zur Ernte und Zubereitung

Rezepte zum Selbermachen

Aus der Fülle von sinnvollen Anwendungen der Mistel halten wir hier vorab noch einmal die **für die Eigenbehandlung in Frage kommenden Indikationen** fest:

- Chronische Verstopfung mit Blähungen und Völlegefühl
- Allgemeine Unlust
- Minderung der körperlichen und geistigen Frische und Leistungsfähigkeit (psychische Bereitschaft!)
- Normalisierung der Verdauungsdrüsen, des Galleflusses und der Gallenbildung
- Verschleißerscheinungen und -beschwerden wie Arterienverkalkung und Altersherz
- Kreislaufstörungen, besonders altersbedingter Bluthochdruck, instabiler Blutdruck und gestörte Herztätigkeit
- Begleiterscheinungen von Kreislaufstörungen, wie Schwindel, Benommenheitsgefühle, Blutdrang im Kopf, Hitzewallungen, Kopfschmerzen und Ohrensausen

- Sammeln Sie das Mistelkraut am besten im Spätherbst oder Winter. Es muß danach an einem luftigen Ort getrocknet (nicht über 45 °C!) und anschließend lichtgeschützt aufbewahrt werden.
- Achten Sie darauf, Ihr Mistelkraut nicht gerade neben einer Hauptverkehrsader zu ernten; besser Sie beziehen es von einem Kräuter-Drogisten, der für die Reinheit und Qualität garantiert. Hier bekommen Sie auch fertige Teemischungen.
- Alle „Misteltees" sollten Sie in Form eines kalten Auszugs (8 bis 10 Stunden in kaltem Wasser ziehen lassen) zubereiten. Erwärmen (nicht aufkochen) Sie erst anschließend, um die volle Wirkung der Inhaltsstoffe zu erhalten.
- Haben Sie etwas Geduld mit der Wirkung. In der Regel bedarf es einer Kuranwendung, bis eine deutliche, anhaltende Besserung eintritt.

Misteltee

Sie benötigen
- 50 g Mistelkraut, feingeschnitten

Anwendung
- Leichter Bluthochdruck, besonders im Alter
- Altersherz
- Arteriosklerose

Zubereitung
- Übergießen Sie 1 EL Mistelkraut mit 1/4 l kaltem Wasser.
- Lassen Sie das Ganze 8 bis 10 Stunden ziehen und filtrieren Sie anschließend ab. Sie können natürlich auch die entsprechende Tagesmenge gleichzeitig ansetzen.
- Vor der Anwendung erwärmen Sie die entsprechende Menge leicht (nie kochen!).

Dosierung
Trinken Sie über 3 bis 4 Wochen täglich 1 bis 3 Tassen schluckweise. Die Kur können Sie öfters im Jahr durchführen.

Herz-Kreislauf-Tee

Sie benötigen
- 40 g Mistelkraut, feingeschnitten
- 30 g Melissenblätter
- 30 g Weißdornblätter mit Blüten

Anwendung
- Herz-Kreislauf-Beschwerden
- Bluthochdruck, besonders im Alter
- Altersherz und nervöse Herzbeschwerden

Zubereitung
- Übergießen Sie 1 EL Mistelkraut mit 1/4 l kaltem Wasser.
- Lassen Sie das Ganze 8 bis 10 Stunden ziehen und filtrieren Sie anschließend ab. Sie können natürlich auch die entsprechende Tagesmenge gleichzeitig ansetzen.
- Vor der Anwendung erwärmen Sie die entsprechende Menge leicht (nie kochen!).

Dosierung
Trinken Sie kurmäßig über 3 bis 4 Wochen täglich 1 bis 3 Tassen schluckweise. Die Kur können Sie bei Bedarf mehrmals im Jahr durchführen.

Misteltinktur nach Hemgesberg

Sie benötigen
- 25 g Mistelkraut, feingeschnitten
- 100 ml 70%igen Weingeist

Anwendung
- Arteriosklerose
- Schwindel
- Kopfdruck
- Ohrensausen
- Neuralgien
- Leichte Reizbarkeit

Zubereitung
- Geben Sie das Mistelkraut möglichst in eine grüne oder braune Flasche (250 ml) und gießen Sie den Weingeist darüber.
- Verschließen Sie die Flasche und lassen Sie die Tinktur lichtgeschützt bei mäßiger Wärme etwa 8 bis 10 Tage ruhen.
- Dann filtrieren Sie den Ansatz in eine neue Flasche (100 ml) um.
- Diese Misteltinktur bewahren Sie bis zum Gebrauch kühl und lichtgeschützt auf.

Dosierung
Nehmen Sie 2- bis 3mal täglich nach dem Essen 20 bis 25 Tropfen (Tropfenzähler erhältlich in Apotheken) ohne Wasser ein. Die Misteltinktur ist auch zur äußerlichen Einreibung geeignet.

Rheuma-Mistel-Tinktur

Sie benötigen
- 100 g Mistelkraut, feingeschnitten

Anwendung
- Rheumatische und muskuläre Beschwerden
- Gelenkbeschwerden
- Neuralgien

Zubereitung
- Lassen Sie das Mistelkraut mit 2 l Wasser ca. 10 Minuten kochen.
- Dann seihen Sie ab und füllen in mehrere kleinere Flaschen (ca. 250 ml) um.
- Bewahren Sie die Flaschen kühl und lichtgeschützt auf.

Machen Sie bei Bedarf mit dem Aufguß entweder kalte Umschläge auf den entsprechenden Stellen oder reiben Sie sie mit der Tinktur ein; auch mehrmals am Tag. Außer für kalte Kompressen kann der Aufguß aber auch nochmals leicht erwärmt angewendet werden; dies ist besonders bei chronischen Beschwerden geeignet. Geben Sie dann evtl. auf den Umschlag noch eine Wärmflasche. — **Dosierung**

Mistel-Blutdruck-Tee nach Hoch
- 40 g Mistelkraut, feingeschnitten
- 30 g Zinnkraut
- 30 g Weißdornblätter mit Blüten

Sie benötigen

- Altersherz
- Bluthochdruck

Anwendung

- Übergießen Sie 1 EL der Mischung mit 1/4 l kochendem Wasser.
- Lassen Sie das Ganze 10 Minuten ziehen, dann seihen Sie ab.
- Trinken Sie den Tee schluckweise und möglichst ungesüßt.

Zubereitung

Als kurmäßige Anwendung trinken Sie über 4 bis 5 Wochen jeweils morgens und nachmittags (bis etwa 17 Uhr) 1 Tasse. Die Kur kann mehrmals im Jahr wiederholt werden. — **Dosierung**

Mistelwein
- 40 g Mistelkraut, feingeschnitten
- 0,7 l Weißwein (trocken, z.B. Riesling)

Sie benötigen

- Als Tonikum zur Herz-Kreislauf-Stärkung und zur allgemeinen Vitalisierung

Anwendung

- Geben Sie das Mistelkraut in eine größere Flasche und gießen Sie darüber den Weißwein.
- Verschließen Sie den Flaschenhals nur mit einem Leinentuch.

Zubereitung

- Lassen Sie die Flasche kühl (aber nicht kalt!) 10 Tage an einem Platz stehen.
- Anschließend filtrieren Sie den Inhalt in eine zweite Flasche (oder auch in mehrere kleinere Flaschen) um. Bewahren Sie den Wein an einem lichtgeschützten und kühlen Ort auf.

Dosierung

Als kurmäßige Anwendung trinken Sie mittags und abends nach dem Essen über 4 bis 6 Wochen je 1 Schnapsgläschen (zimmertemperiert); ansonsten gönnen Sie sich bei Bedarf 1 Schnapsgläschen.

Mistelfrischsaft nach Willfort

Sie benötigen
- Nur! junge Mistelzweige und -blätter

Anwendung
- Leichter Bluthochdruck, besonders im Alter
- Altersherz
- Arteriosklerose

Zubereitung
- Die Mistelzweige und -blätter werden nach der Ernte mit kaltem Wasser bespritzt, eine Weile stehen gelassen, damit sich das Kraut vollsaugen kann, und anschließend ausgepreßt.
- Füllen Sie den Saft sofort in kleine, möglichst getönte Glasflaschen ab.
- Bewahren Sie die Flaschen gut verschlossen und möglichst kühl auf.

Tip

> Sie können auch auf Fertigprodukte aus Reformhäusern und Apotheken zurückgreifen.

Dosierung

Nehmen Sie von dem Mistelfrischsaft 2 bis 4 Teelöffel pro Tag, wobei die angebrochene Flasche innerhalb von zwei Wochen aufgebraucht werden sollte.

Mistelpflaster

Sie benötigen
- Frischgepreßter Saft der Blätter und auch der Beeren von Eichenmisteln

Anwendung
- Gesichtsneuralgien (Nervenschmerzen)

Zubereitung
- Vermischen Sie den Saft bei mäßiger Wärme mit gelbem Wachs.

Wirkung

Das Pflaster bewirkt ein angenehmes Wärmegefühl, ohne daß es, wie bei vielen entsprechenden Salben, zu Rötungen der Haut kommt. Lassen Sie das Pflaster solange auf der schmerzenden Gesichtspartie, bis der Schmerz völlig abgeklungen ist. Nach dem Entfernen empfiehlt es sich, die betroffene Stelle mit wenigen Tropfen einer Mischung aus Weihrauch- und Mandelöl einzureiben.

Mistel-Gesichtsmaske nach Hemgesberg

Sie benötigen
- 2 bis 3 EL Luvos Heilerde (in der Apotheke erhältlich)
- Basisches Wasser oder frisches Quellwasser (ganz hervorragend: „levithiertes Wasser")
- 1/2 TL flüssiger naturreiner Bienenhonig
- 2 Tropfen Geraniumöl (Oleum Geranium verum)
- 5 Tropfen Mistelkrautextrakt flüssig (Extr. Visci albi fluid)
- 2 Tropfen Pfefferminzöl (Oleum Menthae piperitae)

Anwendung
- Schmerzliche und entzündliche Affektionen im Gesicht, auch Sonnenbrand ersten Grades
- Gesichtsnervenentzündungen, die mitunter auch leichte Schwellungen hervorrufen können

Zubereitung
- Verrühren Sie sämtliche Zutaten in einer Glasschüssel zu einem sämigen Brei.

Dosierung

Tragen Sie die Maske gut deckend auf und waschen Sie sie nach etwa 20 Minuten sanft mit lauwarmem Wasser wieder ab.

Mistel-Beruhigungstee

Sie benötigen für 1 Tasse
- Mistelkraut
- 2 EL echter Salbeitee
- 1 bis 2 TL Schafgarbentee

Anwendung
- Nervöse Unruhezustände
- Hysterische Beschwerdeformen

Zubereitung
- Bereiten Sie eine Tasse Misteltee als kalten Aufguß (siehe Seite 95) zu; parallel werden zwei Tassen Salbeitee heiß aufgegossen.
- Seihen Sie Mistel- und Salbeisud nach 2 bis 3 Minuten ab und gießen Sie sie anschließend zusammen.

Dosierung

Der Tee sollte möglichst ungesüßt und in kleinen Schlucken getrunken werden; je nach Auftreten der nervösen Befindlichkeit können Sie mehrmals am Tage eine Tasse trinken.

Mistelteemischung bei Arterienverkalkung

Sie benötigen für 1 Tasse
- Mistelkraut
- 1 bis 2 TL Schafgarbentee

Anwendung
- Bei allen Symptomen einer beginnenden Arterienverkalkung; begleitend auch bei fortgeschrittenem Stadium

Zubereitung
- Gießen Sie den Schafgarbentee mit siedendem Wasser auf und lassen Sie ihn 1 bis 2 Minuten ziehen, bevor er abgegossen wird.
- Anschließend mischen Sie eine Tasse trinkwarmen Schafgarbentee unter den kalt angesetzten Misteltee (siehe Seite 95).

Dosierung

Auch diese Mischung sollte ungesüßt und schluckweise getrunken werden, damit sich die Inhaltsstoffe besser entfalten können. Empfohlen wird eine Trinkkur von 3 bis 4 Wochen mit 3 Tassen täglich. Über einen längeren Zeitraum reichen 1 bis 2 Tassen pro Tag aus.

Misteltee bei Epilepsie

Sie benötigen für 1 Tasse

- 3 TL Mistelblätter
- 1 TL Mistelbeeren
- 1 TL Pfingstrosenwurzel
- 1 TL Orangenblüten (erhältlich in Apotheken, Drogerien, Reformhäusern oder speziellen Kräuterläden)

Anwendung

- Leichte Formen der Epilepsie, begleitend auch im fortschreitenden Krankheitsverlauf

Zubereitung

- Die Mistelblätter und -beeren werden für eine Tasse als Kaltaufguß zubereitet (siehe Seite 95).
- Die beiden anderen Drogen gießen Sie für zwei Tassen – wie einen Schwarztee – heiß auf und lassen sie 2 bis 3 Minuten ziehen.
- Zum Schluß geben Sie die Teemischungen zusammen.

Dosierung

Trinken Sie die Teemischung warm langsam Schluck für Schluck. Der Tee ist im übrigen gerade auch für Kinder zu empfehlen.

Mistelsalbe bei Durchblutungsstörungen

Sie benötigen für 100 g Salbe

- 6,5 g flüssiger Mistelextrakt
- 4,5 g Roßkastaniensamenextrakt
- 2,5 g Weißdornfluidextrakt aus Beeren und Blättern
- 2,5 g flüssiger Arnikablütenextrakt
- 100 g Lanettensalbe (als Trägerstoff)
- ca. 6 bis 10 ml Gesichtsöl

Anwendung

- Durchblutungsstörungen, die sich an den Gliedmaßen oder auch im Gesicht bemerkbar machen
- Narbenschmerzen
- Hartnäckige Entzündungen

Zubereitung

Lassen Sie sich die Mischung am besten gleich von Ihrem Apotheker oder Kräuterfachmann zubereiten. Wer sich selbst an die Zubereitung wagen will – kein Problem:

- Geben Sie alle Zutaten in eine Keramikschüssel und verrühren Sie sie gut.
- Fügen Sie zum Schluß soviel Gesichtsöl dazu, bis eine breiige Paste entsteht. In der Regel reichen 6 bis 10 ml Basisöl aus.

Je nach Hauttyp empfehlen sich folgende Öle:
- Für alle Typen: Weizenkeimöl
- Für normale Haut: Ringelblumenöl
- Für fettige Haut: Jojobaöl
- Für trockene Haut: Avocadoöl
- Für empfindliche Haut: Nachtkerzenöl

Dosierung

Die Salbe wird unmittelbar nach dem Anrühren auf die betroffenen Körperpartien aufgetragen. Sehr wirkungsvoll ist auch eine großzügig aufgetragene Gesichtsmaske, wobei die Augenpartien auszusparen sind. Nach ca. 20 Minuten entfernen Sie die restliche Salbe mit einem Tuch und spülen anschließend mit lauwarmen Wasser nach. Bei empfindlicher, leicht reizbarer Haut können Sie dem Wasser ein paar Spritzer Aloe-vera-Fluid-Extrakt beimengen. Die gereinigte, trockene Haut wird zum Schluß sparsam mit Mandelöl eingerieben.

Bei anhaltenden oder häufigen Beschwerden kann die Gesichtsmaske auch über einen längeren Zeitraum täglich aufgetragen werden.

Teemischungen aus Mistelkraut helfen gegen vielerlei Beschwerden.

Misteltee für die Frau

Sie benötigen
- 4 EL Mistelblätter (für 1 Tasse)
- 1 TL Frauenmantel (für 2 Tassen)
- 1 TL Schafgarbe (für 2 Tassen)

Anwendung
- Bei allen Beschwerden vor und während der Menstruation

Zubereitung
- Setzen Sie das Mistelkraut kalt an und lassen Sie es 6 bis 8 Stunden ziehen.

- Dann brühen Sie die anderen Drogen kurz auf.
- Zum Schluß seihen Sie ab und gießen den kalten Mistelauszug dazu.

Bei starken Beschwerden sollte „frau" den Tee kurmäßig über einen längeren Zeitraum anwenden, und zwar entsprechend ihrem Zyklus ca. zwei Wochen vor Beginn der Blutungen, da in dieser Zeit die Symptome des sogenannten prämenstruellen Syndroms (PMS) einsetzen. Trinken Sie die Teemischung kalt oder warm und ungesüßt über den Tag verteilt in kleinen Schlucken. **Dosierung**

Misteltee gegen Blutungen
- 2 EL Mistelblätter
- 2 EL Zinnkraut

Sie benötigen

- Bei allen inneren Blutungen wie Lungenbluten (Bluthusten), Nasenbluten, Gebärmutterblutungen

Anwendung

- Setzen Sie die Drogenmischung kalt an und lassen Sie sie etwa 3 bis 5 Stunden ziehen.
- Danach lassen sie den Aufguß 1 Minute aufkochen und nochmals 2 bis 3 Minuten ziehen.
- Anschließend seihen Sie die für ca. 2 Tassen berechnete Mischung ab.

Zubereitung

Trinken Sie 2 bis 3 Tassen täglich, bis die Blutungen aufhören. Auch diesen Tee sollten Sie möglichst ungesüßt und in kleinen Schlucken zu sich nehmen. **Dosierung**

Nebenwirkungen und Kontraindikationen

Die folgenden Hinweise sind vor allem für die Selbstbehandlung wichtig, gelten jedoch grundsätzlich und sollen Sie daher auch auf eine therapeutisch begleitete Mistelanwendung vorbereiten!

Abgesehen von den ungefährlichen Erstverschlimmerungen können bei intravenöser Verabreichung Überempfindlichkeitsreaktionen auftreten, und selten kann es zu einem Blutdruckabfall kommen. Dies gilt jedoch nur bei Anwendung der Mistel als Einzelmittel.

Folgende **Nebenwirkungen** sind bei Mistelpräparaten erfreulich selten:

Seltene Nebenwirkungen

1. Es kann mitunter zu allergischen Reaktionen um den Injektionsort herum kommen; selten am ganzen Körper. Hier ist oft schon mit einem Wechsel zu einem anderen Wirtsbaumpräparat geholfen; auch die Möglichkeit einer Desensibilisierungsbehandlung ist gegeben.
2. Entzündungen um den Einstichsort herum sind unangenehm, aber nicht tragisch; meist ist es die Reaktion auf eine Überdosierung.
3. Bei langer und zugleich sehr hochdosierter Einnahme kann es in sehr seltenen Fällen zu leichten Vergiftungssymptomen mit Schüttelfrost, Fieber, Kreislaufschwäche und auch allergischen Reaktionen kommen. Aber: Die Latenzzeit ist sehr lang, so daß frühzeitig bereits durch Dosisminderung oder Absetzen der Therapie vorgebeugt oder gegengewirkt werden kann! Befragen Sie deshalb auch bei einer geplanten längeren Eigenbehandlung vorher Ihren Therapeuten und sprechen Sie mit ihm die Einnahmedauer und die Dosierung ab! Denn: Vorsorge ist allemal besser als Nachsorge!

Als **Kontraindikationen** sind zu nennen:

Kontraindikationen – hier ist eine Misteltherapie untersagt

— Während der Schwangerschaft bedarf es auf jeden Fall einer strengen Indikation; anschließend ist eine genaue Verlaufskontrolle notwendig. Ohne zwingenden Grund sollten während einer Schwangerschaft keine Mistelpräparate innerlich, das heißt als Tabletten, Säfte usw., angewendet werden!

— Ebenfalls kontraindiziert ist die Misteltherapie bei einer bestehenden und evtl. bekannten Eiweiß-Unverträglichkeit! Dieser Fall ist allerdings extrem selten, doch reagieren Sie beispielsweise auf Nahrungsmittel oder überhaupt leicht allergisch, dann sollten Sie sich vor einer (Eigen-)Therapie mit Misteln zuvor von Ihrem Therapeuten austesten lassen. Eine solche Austestung kann durch eine Blutuntersuchung erfolgen, aber auch durch eine Austestung nach der Methode der „Angewandten Kinesiologie", durch die Elektroakupunktur nach *Voll* (EAV) oder nach den Methoden der Bioresonanz. In der biologischen Krebstherapie – hier kommen ja überwiegend Injektionen mit Mistel zur Anwendung – sollte stets vor der eigentlichen Therapie eine Austestung erfolgen!

> **Vorsicht**
>
> Folgende Medikamente sollten Sie während einer Misteltherapie nicht einnehmen:
> - Antipyretika
> - Antirheumatika
> - Analgetika (beispielsweise Acetylsalicylsäure)

Kein Arzneimittel, keine Arzneiwirksubstanz dieser Erde – ganz gleich ob es sich dabei um ein chemisch-synthetisches Produkt oder um eine biologische Substanz handelt – ist absolut und für jedermann frei von Nebenwirkungen! Selbst wenn es über viele Jahre zu keinen Neben- und Wechselwirkungen bei einer Arznei oder einem Wirkstoff gekommen ist, irgendwann mag der gestreßte Körper sich dagegen wehren. Und einmal spricht der Körper schneller und besser auf eine Arznei an, dann wieder weniger, und es kann auch vorkommen, daß plötzlich auf ein bisher bewährtes Mittel keinerlei Reaktion mehr erfolgt!

Und nicht zu vergessen: Eine Arznei, allein verabreicht, führt vielmals zu anderen Ergebnissen, als wenn sie in Verbindung mit sonstigen Wirkstoffen eingenommen wird. Hier kann es sowohl zu einer Abschwächung als auch zu einer Verstärkung der Wirkungen kommen! Dies alles muß bei biologischen – und auch den hausgemachten – Arzneimitteln genauso bedacht werden wie bei allen allopathischen Präparaten.

Fazit

Nehmen Sie alles, was Ihnen dieser Ratgeber vermitteln konnte, als Anregung, daß es für Ihre Beschwerden eventuell mit der Mistel wirkungsvolle und meist fast nebenwirkungsfreie Hilfe gibt. Aber „doktern" Sie nicht einfach drauf los. Fragen Sie Ihren (einen oder mehrere) Therapeuten, was er in Ihrem Fall von einer Misteltherapie hält – Sie haben ja nun das theoretische Rüstzeug zur Hand, um gezielte Fragen zu stellen und ausführliche Antworten einzufordern! Auch ein Arzt ist nicht jeden Tag gut gelaunt und gesprächig, aber wenn er für Sie der richtige ist, wird er auf Ihre Anregung eingehen oder zumindest klar Stellung beziehen.

Und noch einmal: Sollte es sich um gravierende Beschwerden handeln, geben Sie sich – so oder so – nicht mit einer Meinung zufrieden. Die Mistel kann eine hervorragende Möglichkeit sein, aber sie ist kein Allheilmittel, wie es die Druiden noch angenommen haben.

Empfohlene Literatur

Becker, Hans/Schmoll, Helga:
Mistel – Arzneipflanze, Brauchtum, Kunstmotiv im Jugendstil. Wissenschaftliche Verlagsgesellschaft mbH, Stuttgart 1986

Freiherr von Tubeuf, Karl:
Monographie der Mistel. R. Oldenburg Verlag, München und Berlin (über Universitäts- und Stadtbibliotheken zu entleihen)

Hemgesberg, Hanspeter:
Diagnose Krebs – was nun? Midena Verlag, Augsburg 1997

Höting, Hans:
Die Heilkraft der Gedanken. Deutscher Spurbuch-Verlag, Baunach 1994

Kiene, Hans:
Klinische Studien zur Misteltherapie karzinomatöser Erkrankungen. Sonderdruck aus Therapeutikon 3 (6) 1989, S. 347–353

Oberbeil, Klaus:
Neugeboren durch Biostoffe. Südwest, München 1994

Steiner, Rudolph/Wegman, Ita:
Grundlegendes für eine Erweiterung der Heilkunst nach geisteswissenschaftlichen Erkenntnissen. Natur-Verlag, Arlesheim 1953

Verres, Rolf:
Die Kunst zu leben – Krebsrisiko & Psyche. Piper Verlag, München 1997

Wolff, Otto:
Anthroposophisch orientierte Medizin und ihre Heilmittel. Verlag Freies Geitesleben, Stuttgart 1996

Zeitschriften:
- Ärztezeitschrift für Naturheilkunde
- Deutsche Zeitschrift für Onkologie
- Zeitschrift für Phythotherapie

Hilfreiche Adressen

In allen onkologischen Zentren und Kliniken (insbesondere Einrichtungen von Universitäten) bekommen Sie weitere Informationen über begleitende und Anschlußbehandlungen, psychotherapeutische Betreuung, Reha-Zentren usw.

Die aufgeführten Hersteller-Anschriften wurden im Sinne der brisantesten Mistelindikationen – Krebserkrankungen und die Krankheit begleitende Leiden – ausgewählt; Ihr Therapeut, Apotheker oder auch die „Gelbe Liste" der biologischen Pharmazeutika werden Ihnen alle weiteren Hersteller phytologischer, homöopathischer oder spagyrischer Präparate nennen.

Erfragen Sie zunächst Beipackzettel einzelner Mistelpräparate beim Apotheker und bei Bedarf nähere Informationen direkt beim Hersteller. Freundliche und gute Information bekommen Sie in der Regel auch in speziellen Kräuterläden, die oftmals von heilpraktisch-ausgebildeten Kräften geführt werden.

Deutsches Krebsforschungszentrum (DKFZ)
Im Neuenheimer Feld 280
D-69120 Heidelberg
Tel.: (06221) 42-0

Helixor Heilmittel GmbH & Co.
Hofgut Fischermühle, Postfach 8
D-72344 Rosenfeld
Tel: (07428) 93 50
Fax: (07428) 93 51 02
Therapieberatung:
Tel: (07428) 93 53 44
Fax: (07428) 93 53 50

Hier erhalten Sie jederzeit:
- Kurzinformationen zur Misteltherapie mit HELIXOR
- Ernährungsvorschläge für Tumorgefährdete und Tumorkranke
- Lebensgestaltung bei Krebserkrankungen – Anregungen zur Selbsthilfe

Hufeland-Gesellschaft für Gesamtmedizin e.V.
Friedenstraße 98
D-75173 Pforzheim

Institut für onkologische und immunologische Forschung
Krankenhaus Moabit
Turmstraße 21
D-1059 Berlin
Tel: (030) 3 94 13 12
Fax: (030) 3 94 16 54

Iscador-Präparate sind direkt bei der
Weleda AG
CH-4144 Arlesheim/Schweiz
oder
Postfach 13320
D-73503 Schwäbisch Gmünd/Deutschland
sowie anderen Schwestergesellschaften erhältlich

Lukas-Klinik
Brachmattstraße 19
CH-4144 Arlesheim
Tel.: (061) 7 01 33 33
Fax: (061) 7 01 82 17
Hier erscheint eine jährliche Schriftenreihe: Report 1998 ff. (Ihr Therapeut kann auch kostenlose Fachliteratur beziehen)

Madaus AG
Ostmerheimer Straße 198
D-1109 Köln

Hilfreiche Adressen

Projekt Patienteninformation für Naturheilkunde
c/o UFA-Fabrik
Viktoriastraße 13-18
D-12105 Berlin

Verein für Krebsforschung
Kirschweg 9
CH-4144 Arlesheim

WALA-Heilmittel GmbH
Boßlerweg 2
D-73087 Eckwälden/Bad Boll
Tel.: (0164) 93 02 86

Zentralverband der Ärzte für Naturheilverfahren
Alfredstraße 21
D-72250 Freudenstadt

Sachregister

Aids 78
Amine 40
Aminosäuren 39, 40
Anthroposophie 52ff.
anthroposophische Präparate 53

Bioflavonoide 43
biologische Ganzheitstherapie 47, 48, 50, 51
Botenstoffe 80, 81
Brutknospen 21

Dosierung 8
Drogenernte 26
Druiden 12

Gegenanzeigen 74, 75, 105, 106
Glykoproteine 37

Hausapotheke 85ff.
– Anwendung und Dosierung 90, 91
– Zubereitungsformen 91ff.
HI-Virus 78
Homöopathie 57ff.
homöopathische Anwendung 61, 62, 75
homöopathisches Arzneimittelbild 61
Homotoxikologie 60

Immunologie 77ff.
Immunschwäche-Erkrankungen 78ff.
Immunsystem 79ff.
– spezifische Abwehr 80
– unspezifische Abwehr 80
Infusionslösungen 70ff.
Injektionslösungen 28
innerliche Verabreichung 88

Kalium 43
Kalzium 44
Komplexmittel 58
Krebs-Prophylaxe 67
Krebstherapie 66ff.

Lecithine 37
Lektine 35, 36
Linolen-Säuren 37

Mistel
– Arten 18ff.
– Aufbereitung 27
– Aussehen 22
– Botanik 11ff.
– Fortpflanzung und Entwicklung 20, 21, 22
– Geschichte 11ff.
– Immunstimulanz 82ff.
– Inhaltsstoffe 33ff.
– Kombination mit anderen Therapieverfahren 69
– Kunst 14
– Mythologie 11, 12, 13
– Volksnamen 15, 16
– Vorkommen 16, 17
Mistelarten in der Krebstherapie 71, 72, 73
Monopräparat 58

Naturapotheke 7
Nebenwirkungen 74, 75, 104

Parasitismus 19
Pflanzensäuren 41, 42
Phenylpropanderivate 42
Phosphorsäure 42
Phytohormone 38
Phytotherapie 65, 66
Polysaccharide 38
Präparate zur Selbstbehandlung 29

Rezepturen zum Selbermachen 94ff.
– Herz-Kreislauf-Tee 95
– Mistel-Beruhigungstee 100
– Mistel-Blutdruck-Tee nach Hoch 97
– Mistel-Gesichtsmaske 99
– Mistelfrischsaft nach Willfort 98
– Mistelpflaster 99
– Mistelsalbe bei Durchblutungsstörungen 101
– Misteltee 95
– Misteltee bei Epilepsie 101
– Misteltee für die Frau 102
– Misteltee gegen Blutungen 103
– Mistelteemischung bei Arterienverkalkung 100
– Misteltinktur nach Hemgesberg 96
– Mistelwein 97
– Rheuma-Mistel-Tinktur 96

Saccharose 42
Schnittdroge 27
Sitosterin 38
Spagyrik 62ff.
Symbiose 20

Triterpene 42

Vagus-Stoff 41
Viscotoxine 34, 35
Viscumine 38
Vitamin C 44, 45
Volksheilkunde 85ff.

Warnsignale 67
Wirtspflanzen 23ff.

Zuckeralkohole 41